心 理 状 态 辨 治 析 要 系 列

中医眼中的

烦躁焦虑

齐向华 滕晶 ◎ 主编

山东科学技术出版社

·济南·

图书在版编目（CIP）数据

中医眼中的烦躁焦虑 / 齐向华 , 滕晶主编 . -- 济南：山东科学技术出版社 , 2023.9（2024.6 重印）
（心理状态辨治析要系列）
ISBN 978-7-5723-1578-7

Ⅰ . ①中…　Ⅱ . ①齐…　②滕…　Ⅲ . ①烦躁 – 辨证论治　②焦虑 – 辨证论治　Ⅳ . ① R277.797

中国国家版本馆 CIP 数据核字 (2023) 第 030544 号

中医眼中的烦躁焦虑

ZHONGYI YANZHONG DE FANZAO JIAOLÜ

责任编辑：马　祥
装帧设计：侯　宇

主管单位：**山东出版传媒股份有限公司**
出 版 者：**山东科学技术出版社**
　　　　　地址：济南市市中区舜耕路 517 号
　　　　　邮编：250003　电话：（0531）82098088
　　　　　网址：www.lkj.com.cn
　　　　　电子邮件：sdkj@sdcbcm.com
发 行 者：**山东科学技术出版社**
　　　　　地址：济南市市中区舜耕路 517 号
　　　　　邮编：250003　电话：（0531）82098067
印 刷 者：**山东临沂新华印刷物流集团有限责任公司**
　　　　　地址：山东省临沂市高新技术产业开发区新华路东段
　　　　　邮编：276017　电话：（0539）2925659

规格：16 开（170 mm×240 mm）
印张：14.5　字数：210 千　彩页：2
版次：2023 年 9 月第 1 版　印次：2024 年 6 月第 2 次印刷
定价：45.00 元

主　编　齐向华　滕　晶

编　委（以姓氏笔画为序）

卜瑞琪　王泰勇　田　康

刘　婧　张玺震　赵艳青

夏鹏飞　唐慧青　康　晨

盖爱永

前言

随着现代社会的发展，以及日常生活与工作节奏的加快，人们对社会服务、生活质量的要求越来越高。在一定的时间与空间内，人的所愿不得遂，所志不得伸，就可能产生烦躁焦虑情绪。烦躁与焦虑是机体的自我感受，是人类普遍出现的情绪反应，适度的烦躁与焦虑对机体以及日常生活有一定的益处，但是强度过高或时间过长的烦躁焦虑情绪会使人的生理、心理功能出现障碍，进而造成诸如失眠、头痛乃至焦虑症等一系列身心疾病。

笔者在研究精神心理行为性疾病的过程中，结合多年临床经验，经过整理、归纳、分类、统计古代文献，分析确定出五类心理紊乱状态，分别为烦躁焦虑状态、惊悸不安状态、郁闷不舒状态、思虑过度状态和精神萎靡状态。"烦躁焦虑"的相关论述散见于历代文献，但学界尚未将其作为致病状态进行系统研究并提出相应干预措施。在此背景下，笔者通过文献整理归纳，借鉴现代心理学的研究成果，构建了完整的烦躁焦虑状态辨证诊疗体系，以期为中医治疗现代心理疾病提供新思路和新方法。

本书鲜明地提出了烦躁焦虑致病的观点，并将其作为一种持续状态加以认识，在溯古追源、整理挖掘古代文献的基础上，结合大量现代研究，总结出烦躁焦虑状态下各种躯体病证、心理疾病的临床表现及脉象特征，分析疾病的发生、发展、治疗及转归，并将笔者的研究团队所做的相关研究成果加以展示说明。全书分为六章，系统介绍了烦躁焦虑状态理论体系的构建、烦躁焦虑状态的临床辨识、烦躁焦虑状态的常见病证、烦躁焦虑状态的临床辨证治疗及预防调护、烦躁焦虑状态古今病案分析。全书理论与临床相结合，内容翔实，论据充足，具前瞻性及指导性，可供各级中医从业者、医学院校师生阅读参考。

本书在编写过程中得到了各界同仁的大力帮助，在此表示衷心的感谢。由于编写人员学识有限，难免有错漏之处，敬请专家和读者不吝赐教。

本书由山东省中西医结合专病防治项目——抑郁障碍防治项目（YXH2019ZXY006）支持。

齐向华　滕　晶

2023 年 8 月

目 录

第一章 烦躁焦虑状态理论体系的构建

第一节 "烦躁焦虑"的相关概念梳理

自春秋至元代，中医文献中"情"与"志"一直分别使用。医学著作中使用"情志"一词始于明代，张景岳《类经·疾病类》首列"情志九气"，提出发病与情志刺激有关。《景岳全书·郁证》列有"情志三郁证治"，把情志之郁分为怒郁、思郁、忧郁。《类经·疾病类》更是明确提出"世有所谓七情者，即本经之五志也"。除"七情五志"外，还有一些情绪范畴，文献中亦有所论述，如烦、烦躁、郁等。

《增韵》曰："烦，闷也。"症在胸内，或微或甚，不易被他人察觉，为患者的自觉症状。躁是指肢体不安，《管子·心术》曰："躁者不静。"症在手足，病形在外，一目了然，为他觉症状。烦躁的记载，最早见于《素问·至真要大论》："少阳之复，大热将至……心热烦躁。"《伤寒指掌》曰："躁则身体扰动，有形可见，旁人知之；烦则心中懊恼，外无见象，唯病人自知。"烦与躁常同时并见，因此多烦躁并称，古代文献也称"焦躁""焦灼""心烦""虚烦""急躁易怒""懊恼""心中烦闷"等。

中医学有关"焦虑"的论述，主要体现在一些证候的描述中，如温庭筠在《上蒋侍郎启》中提到的"劳神焦虑，消日忘年"，蒲松龄在《聊斋志异·何仙》中描写的"我适至提学署中，见文宗公事旁午，所焦虑者殊不在文也。"汉代医家张仲景的《伤寒论》和《金匮要略》记载的多种疾病和证候都与"焦虑"有许多相似之处，如所论"百合病""妇人脏躁""奔豚气"等病症，属中医学"情志病"范畴，可能与"惊悸""怔忡""郁证""卑慄"等疾病有关。

烦躁与焦虑是机体的自我感受，是人类普遍出现的情绪反应，适度的烦躁与焦虑对机体以及日常生活都有一定的益处，但当来自社会交际、个人生活、日常工作等各方面的因素对人体不断刺激，正常的烦躁焦虑情绪会在反应强度和持续时间上被增强、增加，这种变化既不是明确的精神心理障碍，更不是生物学意义上的疾病，只是造成心理、躯体上的不适或异常。有些学者将这类烦躁焦虑情绪称为"非典型焦虑"，是介乎正常烦躁焦虑情绪与焦虑症之间的一种状态或一个过程，它的发生、发展常与社会、心理等因素密切相关，属于亚健康心理领域的研究范畴。随着烦躁焦虑情绪强度的增高或时间的延长，这种"非典型焦虑"可能会演变为病态性焦虑症，使机体的生理、心理功能出现障碍，进而造成严重困扰。因此，"非典型焦虑"这种心理亚健康状态应该引起足够的重视，及早及时地进行干预和疏导，可防止其进一步转变为精神、心理障碍，甚至严重的心理精神疾病，最终危及人体心身健康。本节将从相关概念入手，按照心理认知过程的顺序依次对"烦""躁""焦""虑"进行相关论述，为后文详细介绍烦躁焦虑致病提供相关理论基础。

一、有关"烦"的论述

（一）"烦"的训诂学研究

［**字形**］小篆写作"燔"。左为"火"，右为"頁"。

［**构造**］会意字。篆文从頁、从火。从"頁"表示与头部有关；从"火"，表示发热。头发热得像火一样之意。隶变后楷书写作"煩"，现简化为"烦"。

［**本义**］《说文解字·页部》曰："烦，热头痛也。从页、从火。"

本义为热头痛。

[**演变**] ①引申指苦闷，急躁。病使人烦满；心烦意乱；烦躁。②心烦多因事多而杂乱，故引申指繁多杂乱。法省而不烦，要言不烦，"烦，繁也，物繁则相杂挠也。"（《释名》）③由繁多杂乱，又引申指劳乏：日既西倾，车怠马烦，劳烦。④用作使动，表示使人劳烦："若亡郑而有益于君，敢以烦执事。"（《左传·僖公三十年》）⑤虚化为表示请托的敬辞："烦大巫妪为人报河伯。"（《史记·西门豹治邺》）"袭人被宝钗烦了去打结子去了。"（《红楼梦》）⑥又可引申指严重、厉害、剧烈："烦，犹剧也。"（《经籍纂诂》）

[**组字**] 烦，如今既可单用，也可作偏旁，现归入"火"部。从"烦"取义的字皆与烦乱等义有关。

（二）现代汉语对"烦"的诠释

《辞海》将"烦"解释为"热头痛"。引申为烦躁、烦恼和烦闷。如心烦意乱。

1. fán　烦躁、烦恼和烦闷。如唐代韦应物《冰赋》曰："睹颁冰之适至，喜烦暑之暂清。"此"烦暑"之义，《辞源》解为"闷热"。故"烦"可作"闷"解。"闷"，指胸中郁闷不舒，难于言状的一种自觉症状，简称"胸烦""胸中烦"。又如古乐府《孔雀东南飞》曰："阿兄得闻之，怅然心中烦。"

2. fán　烦杂、频繁。如要言不烦。《资治通鉴·魏纪·魏纪四》曰："懿告人曰：'诸葛孔明食少事烦，其能久乎？'"

3. fán　混乱，纠缠。《周礼·冬官·考工记·弓人》曰："春液角则合，夏治筋则不烦。"郑玄注："烦，乱。"

4. fán　烦扰，搅扰。《史记·乐书》曰："水烦则鱼鳖不大。"张守节《正义》："烦，犹数搅动也。"

5. fán　烦劳，相烦。《淮南子·俶真》曰："以物烦其性命乎。"

6. fán　严重、厉害、剧烈。《周礼·秋官·司隶》曰："邦有祭祀、宾客、丧纪之事，则役其烦辱之事。"

（三）中医学对"烦"的认识

《黄帝内经》中多次提到"烦"，①可以表示苦闷、急躁的自觉症状。病使人出现心烦意乱，烦躁等症状，如《素问·至真要大论》曰"心热烦躁，便数憎风"，《素问·生气通天论》载"烦则喘喝"，王冰注："烦谓烦躁。"《灵枢·癫狂》曰"癫疾始生……已而烦心"，《素问·脉要精微论》记载"数则烦心"，《素问·热论》载外感邪气客于厥阴经脉致"烦满而囊缩"。②还可表示严重程度，如《素问·评热病论》评风厥之"病身热汗出烦满，烦满不为汗解"。③还表示劳乏，如《素问·生气通天论》载"阳气者，烦劳则张"，等等。

《伤寒杂病论》全书运用"烦"字134次，涉及原文120余条，因置于不同语言环境中，其用法和含义则不尽相同。时而指证候，时而作形容，时而通用假借，灵活多变。一为热。如《金匮要略·血痹虚劳病脉证并治第六》曰"劳之为病，其脉浮大，手足烦"之"烦"字，《金匮集解》《医宗金鉴》《金匮要略易解》等均释为"灼热"或"发热"，此"热"乃阴虚所致。《伤寒论》184条"少阳阳明者，发汗、利小便已，胃中燥烦实"之"烦"，则是指实热，乃因误治后，少阳之邪入里，化热化燥成实，形成阳明腑实证。二为乱。如《伤寒论》174条曰："伤寒无大热，口燥渴，心烦，背微恶寒者，白虎加人参汤主之。"因阳明里热炽盛，邪热扰心，故有心神不宁，心烦不安的表现。《金匮要略·血痹虚劳病脉证并治第六》曰："虚劳虚烦不得眠，酸枣仁汤主之。"此乃肝阴不足，心血亏虚而致心神失养，心烦意乱，难于入眠。对于此义，仲景常以"心烦""发烦""自烦""内烦""烦躁""躁烦"等加以描述。三为躁动。如《伤寒论》338条曰："今病者静，而复时烦者，此为脏寒。蛔上入其膈，故烦，须臾复止；得食而呕，又烦者，蛔闻食臭出，其人常自吐蛔。蛔厥者，乌梅丸主之。"蛔厥证的特点是阵发性发作。缓解时静如常人，发作时躁动不安，腹痛剧烈，呈阵发性绞痛，可有钻顶感或放射痛，恶心呕吐，甚至手足厥冷，诸症暴作，故躁动不已，辗转不安。四为闷。如《伤寒论》96条曰："胸中烦而不呕……小柴胡汤主之。"少阳病枢机不运，经气不利，故有胸中郁闷不舒之证。五为甚。

如《伤寒论》174 条曰："伤寒八九日，风湿相搏，身体疼烦，不能自转侧，不呕不渴，脉浮虚而涩者，桂枝附子汤主之。""身体疼烦"系"身体烦疼"之倒装。《伤寒论今释》更是明确指出："'疼烦'二字颠倒，当作'烦疼'，次条'骨节烦疼'之语及柴胡桂枝汤证'烦疼'之文，皆可征也。烦疼谓疼之甚也。"且原文中"不能自转侧"之语，亦是补充说明痛甚的程度。余如"骨节疼烦""支节烦疼""四肢烦疼""胸烦满""膝胫烦疼""烦惊"等均属此义。六为繁。如《金匮要略·痰饮咳嗽病脉证并治第十二》曰："夫有支饮家，咳烦，胸中痛者，不卒死，至一百日，或一岁，宜十枣汤。"《金匮要略浅释》注云："水饮犯肺，咳嗽烦苦而胸中疼痛。"所谓"咳嗽烦苦"，即咳嗽频繁且剧烈之意。又如《金匮要略·惊悸吐衄下血胸满瘀血病脉证治第十六》载"烦咳者，必吐血"，《伤寒论》315 条的"干呕烦者"，都有咳嗽频繁、干呕频作的含义。

后世有关"烦"的论述，亦不外乎《内经》《伤寒杂病论》对"烦"的认识，兹不赘述。

二、有关"躁"的论述

（一）"躁"的训诂学研究

[字形] 小篆写作"𤹀"。

[构造] 形声兼会意字。从走，喿表声，也兼表疾叫之意。隶变后楷书写作"躁"，改为从足，与从走义同。

[本义] 《广雅·释诂一》曰："躁，疾也。"从走，喿声，本义为动作急疾。

[演变] 躁，①本义指动作急疾，摇者不定。"躁者不静。"（《管子·心术》）②引申指性情急躁，躁动。"言未及之而言，谓之躁。"（《论语》）"虽趣舍万物，静躁不同。"（《兰亭集序》）③引申指不专心。"蟹六跪而二螯，非蛇鳝之穴无可寄托者，用心躁也。"（《荀子·劝学》）④引申为狡猾："躁者皆化而悫。"（《荀子·富国》）

[组字] 躁，可单用，一般不作偏旁，现归入"足"部。

（二）现代汉语对"躁"的诠释

《辞海》将"躁"解释为：①急躁，不安静，如不骄不躁。《淮南子·主术训》："人主静漠而不躁。"②狡猾。《商君书·垦令》："废逆旅，则奸伪、躁心、私交、疑农之民不行；逆旅之民，无所于食，则必农。"高亨注："躁心者，内心狡猾也。"③躁进，谓轻率求进。刘迎《晚到八达岭下达旦乃上》诗："徐趋自循辙，躁进应覆轨。"④躁竞，谓急于追求名利，好与人竞争。嵇康《养生论》曰："今以躁竞之心，涉希静之涂。"⑤躁狂症。一种病因未明的精神障碍，与遗传密切有关。以病态的情绪高涨、言语和动作增多为主要症状，有自发缓解及复发倾向。治疗可用碳酸锂等药物。⑥躁郁型精神病。躁狂症和抑郁障碍的总称，两者可在同一患者身上交替发作。

（三）中医学对"躁"的认识

躁者，躁动也。一用来形容脉搏的跳动疾速，如《素问·平人气象论》曰"脉三动而躁"，《素问·奇病论》载："身热如炭，颈膺如格，人迎躁盛，喘息气逆，此有余也。"王冰注："人迎躁盛，谓结喉两傍脉动，盛满急数，非常躁速也。"二用来指身不安而愤乱，手足躁动、若无所措、内外不宁，谓不自知的他觉症状。此为邪热已入里但又呈现为外的热状。在三阳经谓正负邪胜、热壅于经不得外发，逐渐内迫，如"不足言，阳气怫郁不得越，当汗不汗，其人躁烦"（《伤寒论》48 条）。在三阴经谓阳气竭绝，阳气将亡，神气浮越，脉多浮弱，沉微或不至。如只躁不烦，多属纯阴无阳之死候。如"伤寒发热，下利厥逆，躁不得卧者，死"（《伤寒论》344 条）。

（四）烦、躁、烦躁与躁烦的比较

烦躁，是烦与躁的合称。烦躁的记载，最早见于《素问·至真要大论》："少阳之复，大热将至……心热烦躁。"从证候分之，则烦为心胸烦热郁闷，甚则懊侬不眠，但神志清楚，为患者自觉症状；躁则扬手掷足、躁扰不宁，神志多昏沉，为他觉症状。烦躁从临床所反映的病势轻重而言，则烦为轻，而躁则重。

1. 烦　临证以烦为多见，世人习惯统称烦躁，然须知统言烦躁者，一般指烦而言；只有单提躁时，方指神志昏乱、手足躁扰之症，如《金匮要略·血痹虚劳病脉证并治第六》曰："虚劳虚烦不得眠，酸枣仁汤主之。"《灵枢·五乱》言："气乱于心，则烦心密嘿，俯首静伏。"说明烦者虽心中闷乱，懊恹不眠，外观其形，也可俯首静伏。

2. 躁　躁则不安而动，肢体扰乱不宁，其形不静。若神虽乱而形静默，就无所谓躁。如《金匮要略·黄疸病脉证并治第十五》载："腹满，舌痿黄，躁不得睡，属黄家。"

3. 烦躁　因烦、躁每相兼出现，《伤寒论》中，亦时有"烦躁""烦而躁"等提法，后人则更不注意区分烦、躁之蕴义。《伤寒明理论·烦躁第二十》曾有"烦也躁也，有阴阳之别焉。烦，阳也；躁，阴也"之说。李杲在《东垣十书》中提出："仲景分之为二：烦也，躁也。"又加发挥说："盖火入于肺则烦，入于肾则躁……夫烦者扰扰心乱，兀兀欲吐，怔忡不安；躁者，无时而热，冷汗自出，少时则止，经云阴躁者是也。仲景以栀子色赤而味苦，入心而治烦，盐豉色黑而味咸，入肾而治躁，名栀子豉汤，乃神药也。"李氏论该方，并有"烦者气也，躁者血也。气主肺，血主肾，故用栀子以治肺烦，用香豉以治肾躁"之说。

4. 躁烦　指先躁后烦的证候。《素问·至真要大论》曰："少阴之胜……呕逆躁烦。"《伤寒明理论·卷二》曰："所谓躁烦者，谓先发躁而迤逦复烦者也。"胸中热郁不安为烦，手足扰动不宁为躁。内热多烦，外热多躁。内热为有根之火，外热为无根之火。烦属阳，躁属阴。但躁不烦，及先躁后烦者，多属阴虚危重之证。《伤寒论·辨少阴病脉证并治第十一》曰："少阴病，吐利，躁烦，四逆者，死。"躁亦可由火热所致。伤寒躁烦，有属热属实者，多系太阳病误下，邪热壅于胸膈所致。

从六经病的角度来分析，烦是病邪侵入人体，自身阳气亢奋，与病邪相争的表现。在阳证所谓"欲自解者，必当先烦，烦乃有汗而解"（《伤寒论》116条）。在阴证如"少阴病，恶寒而蜷，时自烦，欲去衣被者，可治"（《伤寒论》289条）。

躁为邪势太盛，病将深入于里的表现。在阳证，则里热偏重，引起神志不安，所谓"若躁烦，脉数急者，为传也"（《伤寒论》4 条）；"伤寒六七日，无大热，其人躁烦者，此为阳去入阴故也"（《伤寒论》269 条）。在阴证，更有阴气竭绝，阳气将亡，神气浮越的危重病候，所谓"躁不得卧者，死"（《伤寒论》344 条）；"伤寒，脉微而厥，至七八日肤冷，其人躁无暂安时者，此为脏厥"（《伤寒论》338 条）。

在上述病候中，烦躁两者虽可单独出现，但在疾病的发展过程中，每多并见。烦极可见躁，躁中亦有烦。

三、有关"焦"的论述

（一）"焦"的训诂学研究

［字形］小篆写作"焦"。

［构造］会意字。从"隹"（zhuī，短尾鸟），从"火"。意为把鸟放在火上烤。后引申其本义为：物经火烧而变黄或成炭。

［本义］《说文解字·火部》曰："焦，火所伤也。从火，隹声。"本义为烧焦。

［演变］焦，①本义指烧焦。"卜战，龟焦。"（《左传·哀公二年》）唐代杜牧："楚人一炬，可怜焦土。"（《阿房宫赋》）②引申指黄黑色。面色焦黄。③又引申指火焦气。"焦，臭也。"（《广雅》）④也指极干。"五谷焦死。"（《墨子·非攻下》）"唇焦口燥呼不得。"（《茅屋为秋风所破歌》）⑤又指酥脆。酥饼。⑥又引申为心中如烧，烦躁，焦急，忧虑。"禹伤先人父鲧功之不成受诛，乃劳身焦思，居外十三年，过家门不敢入。"（《史记·夏本纪》）"劳神焦虑，消日忘年。"（《上蒋侍郎启》）

［组字］焦，如今既可单用，也可作偏旁，现归入"火"部。从焦取义的字皆与烧烤或干焦的样子等义有关。

以焦作声符兼义符的字有：憔、礁。

以焦作声符的字有：醮、樵、噍、僬、瘇、蕉、鐎等。

（二）现代汉语对"焦"的诠释

《辞海》将"焦"解释为：①火伤，物经火烧而变黄或成炭。如烧焦；烫焦。《世说新语·德行》曰："母好食铛底焦饭。"②黄黑色。陶弘景《真诰·运象》曰："心悲则面焦。"③物体烧焦所产生的气味。《礼记·月令》曰："孟夏之月……其味苦，其臭焦。"④比喻干燥到极点。《墨子·非攻下》曰："五谷焦死。"⑤烦躁；忧急。阮籍《咏怀诗》曰："谁知我心焦？"⑥指焦炭。如炼焦。⑦焦虑症，神经症的常见类型之一。以发作性的或持续性的情绪焦虑紧张为主要症状，常伴有明显的自主神经功能障碍。⑧焦耳，物理单位，简称"焦"。⑨焦点。如焦距。⑩古国名。姬姓，在今河南陕县南，春秋时灭亡。

（三）中医学对"焦"的认识

在中医学中，"焦"最多用于"三焦""上焦""中焦""下焦"的概念表达中。《古本难经阐注》阐释"三焦"的命名："不过'三'字极状其护之遍。以'焦'字极状其气之周。既已名之曰三焦。"此"焦"言其气之周。"焦"还指干燥，可表示皮肤、毛发等极度干燥，津液干涸，脏气枯竭，如《灵枢·本神》载："肺喜乐无极则伤魄，魄伤则狂，狂者意不存人，皮革焦，毛悴色夭，死于夏。"《灵枢·经脉》载："手太阴气绝则皮毛焦。"《灵枢·五味论》曰："咸入于胃，其气上走中焦，注于脉，则血气走之，血与咸相得则凝，凝则胃中汁注之，注之则胃中竭，竭则咽路焦，故舌本干而善渴。"《灵枢·天年》曰："九十岁，肾气焦，四脏经脉空虚。"另外，"焦"用于"焦臭"一词，指烧焦产生的气味，如《灵枢·胀论》曰："胃胀者，腹满，胃脘痛，鼻闻焦臭，妨于食，大便难。"在中药药性中，"焦"指经火烧而变黄或成炭，如《金匮要略》曰："夫肝之病，补用酸，助用焦苦，益用甘味之药调之。"《金匮要略》用"蜘蛛散"治疗阴狐疝气，"蜘蛛十四枚熬焦，桂枝半两"。

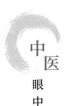

四、有关"虑"的论述

（一）"虑"的训诂学研究

[**字形**]小篆写作"𢈪"。

[**构造**]形声字，从思，虍声，隶变楷后写做"慮"，下方为一"思"字，其会意为思虑、思考之义。现简化为"虑"，将下方的"思"变为"心"，仍有思虑、忧虑之义，字形的改变大概与传统文化中"心主神明"的理论有关。

[**本义**]《说文解字·思部》曰："慮，谋思也。从思，虍声。"本义是为一定的目的而思考。

[**演变**]虑，①本义指为一定的目的而思考打算。《墨子·亲士》曰："非士无与虑国。"②思想、意念。《出师表》中"此皆良实，志虑忠纯"，《孟子·告子下》中"衡于虑"，均为此意的描述。③引申指忧虑、担心。《资治通鉴》中记载"将军勿虑"，《黄生借书说》中描写的"虑人逼取"以及《教战守》中描述的"虑患之具"均有此意。

[**组字**]虑，如今既可单用，也可作偏旁，现今归入"心"部。从虑取义的字皆与思谋等义有关。

以虑作声符兼义符的字有：摅。

以虑作声符的字有：滤。

（二）现代汉语对"虑"的诠释

《辞海》将"虑"解释为①思考，谋划。《史记·淮阴侯列传》曰："臣闻智者千虑，必有一失；愚者千虑，必有一得。"②忧。杜甫《羌村》诗："萧萧北风劲，抚事煎百虑。"③打扰。《吕氏春秋·长利》曰："无虑吾农事。"高诱注："虑，犹乱也。"④姓。《左传·昭公十四年》曰："春秋鲁南蒯家臣有虑癸。"

（三）中医学对"虑"的认识

"虑"指忧虑，如《难经·四十九难》曰："忧愁思虑则伤心。"《灵枢·本神》曰："故生之来谓之精，两精相搏谓之神，随神往来者谓之魂，并精而出入者谓之魄，所以任物者谓之心，心有所忆谓之意，意之所存谓之志，因志而存变谓之思，因思而远慕谓之虑，因虑而处物谓之智。""虑"在此处指谋略。

通过对"烦""躁""焦""虑"的中文词源学研究，以及中医文献中对"烦躁""焦虑"的认识，我们发现：古文释义、现代汉语解释及中医文献记载，既包含了烦躁、焦虑作为正常情绪反应的生理现象，又阐释了情志病证方面的临床表现，这些诠释为我们更好地理解处于正常情绪反应和情志病症之间的状态，即强于正常烦躁焦虑情绪，却又未达到情志病症诊断标准的"烦躁焦虑状态"提供了认识基础。

第二节 现代心理学对"烦躁焦虑"的相关认识

《微情绪心理学》解释："情绪，是对一系列主观认知经验的统称，是多种感觉思想和行为综合产生的心理和生理状态。"它与认识活动不同，具有独特的主观体验形式（如喜、怒、悲、惧等感受色彩）、外部表现形式（如面部表情），以及独特的生理基础（如皮层下等部位的特定活动）。焦虑属于情绪范畴，是因受不能达到目的或不能克服障碍的威胁，使个体的自尊心与自信心受挫，或失败感和内疚感增加，预感到不祥和担心而形成的一种紧张不安及带有恐惧和不愉快的情绪。烦躁是一种心境低落状态，以"灰色心境"观察周围事物，心中烦闷不舒，身体躁动不安。

一、关于"烦躁""焦虑"的概念

烦躁、焦虑是人的情绪反应，因个人主观感受不同有不同的情绪表现及相应行为产生。在不同的语言环境中，其释义有所不同。"烦躁"是指心中烦闷不安，急躁易怒，甚则手足动作及行为举止躁动不宁的表现。"焦虑"大多解释为焦急、着急、忧虑等义。《牛津高阶英汉双解词典》对焦虑的释义较为详细：焦虑是随人而存在的，是一种学习而来的情绪反应，是对未知事件产生预感和恐惧的心理状态，更是由不安、焦急等复杂感受交织而成的，会令人感到坐立不安或手足无措的行为表现。因此，"焦虑"的定义性特征大致可包含几种含义：①是种莫名担心、忧虑的主观自我感受；②是种不确定、模糊害怕不安的感觉；③常伴随不自在及不快乐的负向情绪反应；④是种坐立不安或手足无措的行为表现。

二、心理活动及过程

焦虑是从人类正常、平静和安全的感情中被分离出来的状态，被解释为心理病理学的动力性关键现象，是一种支持逃避和回避的习得性驱力，是一种心理困境防御机制的标靶。美国精神病学协会给焦虑定义为"由紧张的烦躁不安或身体症状所伴随的，对未来危险和不幸的忧虑预期"。从这些描述中可以看出，人们对焦虑的认识逐渐集中到"消极适应"这一点上，即焦虑是人处于负性情境中的消极适应现象。

焦虑可以从一般的情绪逐渐发展到一类疾病。首先，烦躁焦虑是正常人出现的短暂的心情烦闷、躁动、焦虑不安等情绪反应；其次，烦躁焦虑情绪持续一段时间，发展为对正常生活造成一定影响的烦躁焦虑状态；最后，烦躁焦虑发展演变为情志疾病。而处于正常情绪反应和情志疾病之间的这种烦躁焦虑状态，是以前的研究模式所忽略的，属于情志疾病诊断标准的阈值之下的一种状态。

三、异常心理的判断

对于个体烦躁与焦虑情绪的判断，两者是有区别的，焦虑是发生在危险或不利来临之前，是对未来的预感；烦躁则是对已经发生的事件而言。焦虑属于复合情绪，是从认知评价和有关情绪的社会相互作用中获得的。焦虑发生时，有多种情绪并发，是恐惧、烦躁等多种情绪的结合，以及同认知和身体症状相互作用的结果，在某些情况下，烦躁、恐惧、痛苦、羞愧、内疚与焦虑会同时发生。这些情绪成分的组合因人、因情境而异。长期持续的焦虑有可能转变为病态焦虑，使个体处于更无助和更加不能应付的境地，并导致心理和生理上的功能障碍。可表现为身体过度反应，如出汗、面部潮红、呼吸短促、心悸、胃肠不适、疼痛和肌肉紧张；认知性心理焦虑，如强迫思维、思虑过度、忧思和不安。

第三节 现代医学对"烦躁焦虑致病"的认识

一、现代医学对中医心理状态致病的认识

心理状态是中医学对人类情绪持续状态的特有称谓，是以七情为基础的持续情绪活动的总体概括。它是人对内外环境变化进行认知评价而产生的涉及心理、生理两大系统的复杂反应，是具有内心体验、外在表情和相应的生理和行为的变化，可发生在一定的情景之中，其反应和表达方式与个体心理、生理状态有关。

现代医学认为心理状态变化通过神经—内分泌—免疫系统导致疾病发生。精神活动、情绪变化等被认为与大脑的某些区域如边缘系统、海马、皮质额叶等关系密切，抑郁患者免疫功能异常、内分泌激素和神经递质改变均进一步阐明中枢神经系统—免疫系统之间的相互作用、网络调节。精神紧张、过度疲劳、悲伤等可使机体的抵抗力降低，容易诱发多种疾病。有研究表明，情绪愉快能增强免疫功能，表现为淋巴细胞对有丝分裂原的增殖反应增强，自然杀伤（NK）细胞活性增强；焦虑、紧张、怒气、恐惧、激素（如糖皮质激素）在烦躁焦虑致病中的作用是对免疫系统的多个环节起抑制作用，如抑制巨噬细胞对抗原的反应，选择性地抑制细胞因子的产生和分泌，抑制 IL-1、IL-2、IFN 等，不良心理状态引起的一系列内分泌变化中，以糖皮质激素升高最为明显。情绪心理应激，导致神经—内分泌—免疫调节网络功能失调，是产生各种身心疾病的重要原因之一。

二、五脏与心理状态致病的联系

中医学认为，情志活动由脏腑精气应答外在环境因素的作用所产生，脏腑精气是情志活动产生的内在生理学基础。《素问·阴阳应象大论》曰："人有五脏，化五气，以生喜怒悲忧恐。"若五脏精气阴阳出现虚实变化及功能紊乱、气血运行失调，则可出现情志的异常变化。《灵枢·本神》云："肝气虚则恐，实则怒……心气虚则悲，实则笑不休。"情志失度，亦可以导致人体气机的各种异常变化，干扰正常的升降出入，进而导致疾病的发生。《素问·举痛论》指出："百病生于气也，怒则气上，喜则气缓，悲则气消，恐则气下……惊则气乱……思则气结。"心理状态疾病的发生实乃强烈或持久的情志刺激，超过了人体本身的正常生理活动范围，使人体气机紊乱，脏腑阴阳气血失调，导致疾病的发生，从本质上说是五脏相互关联、相互作用的稳态失衡导致了疾病的发生，可以从以下几点看出现代医学对烦躁焦虑致病的认识。

（一）心与心理状态

中医学心的功能囊括范围极其广泛，最重要的一点就是心主神志，这里的神志当然也包括精神、意识、思维、情感、情绪等。现代相关研究也表明，焦虑情绪可诱发多种心脏疾病，其机制为动脉粥样硬化的发生与冠心病的发病有着密切的关系，而大脑皮质感受焦虑紧张的精神应激后，发出信息到下丘脑，产生促肾上腺皮质激素释放激素，同时激活交感神经系统、下丘脑—垂体—肾上腺轴和肾素血管紧张素—醛固酮系统，释放应激激素（皮质酮、儿茶酚胺、生长激素、胰高血糖素等），这些应激激素通过不同的途径促进动脉粥样硬化的形成。由此可见，焦虑情绪与心的病理变化是紧密相关的。

（二）肝与心理状态

中医学的肝脏包括现代医学的肝脏及神经内分泌系统、消化系统、血液循环系统等部分功能。临床观察发现肝的生理功能和病理变化与大脑皮质的兴奋及抑制以及自主神经的功能等多种因素密切相关，而情志的变化可诱发神经内分泌功能紊乱和大脑皮质功能改变。烦躁焦虑、悲哀、忧愁等情志刺激导致肝郁证时，作用于免疫系统的主要神经介质和内分泌激素，如去甲肾上腺素、肾上腺素、5-羟色胺、多巴胺、促肾上腺皮质激素、儿茶酚胺、乙酰胆碱及肽类物质等指标均发生改变；交感神经亢奋，进而抑制免疫反应；肝郁证患者巨噬细胞免疫功能明显降低，补体 C_3、IgA 水平下降，T 淋巴细胞转化率明显降低，T 细胞功能抑制，脾淋巴细胞转化率明显降低，增殖程度明显下降，IL-2 产生功能降低；长期处于激怒状态的人，中枢神经系统和免疫功能紊乱。

（三）脾胃与心理状态

中医学的脾胃是一个多元性功能单位，包括现代医学的脾、胰、消化道和神经系统的部分功能，且在大脑组织中至少有 20 种胃肠多肽，这种胃肠和神经系统双重性分布的肽类称为"脑肠肽"，说明胃肠道和神经系统在起源和功能上关系密切，与人的情志心理活动有关。也有学者认为，胃—肠—胰内分泌系统，通过脑肠肽影响脑肠轴，很可能是中医认为脾胃与情志心理活动有关的物质基础。过度烦躁焦虑常会使胃肠功能减弱。神经中枢通过一些递质和肽类物质对胃酸分泌和胃肠运动进行抑制，而这些物质均能影响机体的免疫功能。脾本身也是重要的免疫器官，是特异性和非特异性免疫重要的组织学基础。因此，脾胃与情志活动密切相关，不良情志刺激作用于脾胃，使脾胃气机紊乱，便会引起免疫功能的改变而发病。

（四）肺与心理状态

通过研究情绪与慢性阻塞性肺疾病的关系发现：抑郁情绪会影响肺功能和血气指标，这是由于患者经常出现终末支气管反复感染，引起纤毛脱落，杯状细胞增生和支气管黏膜肿胀，导致肺组织通气阻塞，这些改变都会引起慢性阻塞性肺疾病患者的肺功能和血气指标异常，同时机体重要脏器缺血、缺氧使大脑功能减退和丘脑下部功能失调，这些会引起患者的情绪极不稳定和抑郁障碍明显，后两者的发生和进展又使肺功能和血气指标加重和恶化。患者常伴有烦躁、坐卧不安、夜间入睡困难等临床表现。

（五）肾与心理状态

中医学肾的功能不仅包括解剖学的肾脏功能，还包括神经、内分泌、生殖、造血、免疫等系统的功能。蔡定芳等从临床上涉及中医肝、心、脾、肺诸脏的疾病（如肾病综合征、支气管哮喘、再生障碍性贫血、甲状腺功能减退、系统性红斑狼疮、小肠吸收不良、冠心病、心功能不全、骨质疏松综合征、早老性痴呆、功能失调性子宫出血及不孕不育等）均可通过调补肾、命门达到较好治疗效果的实际出发，认为从现代医学神经—内分泌—免疫网络学说来看，调节肾可能改善了神经—内分泌—免疫网络而对各系统疾病发挥了治疗作用，因而提出肾为脏腑调控中心的观点，并提出肾—神经—内分泌—免疫网络学说。肾的功能异常，神经—内分泌—免疫网络失去平衡，导致心理情绪改变，烦躁焦虑状态是其中常见的心理紊乱状态。

临床研究发现，负性情绪图片可以诱发被试者明显的负性情绪，使其收缩压、舒张压、唾液皮质醇水平明显上升，分泌型免疫球蛋白A水平下降。某些外周分子水平的生理化学变化亦可以直接影响人的情绪变化。试验发现，情绪忧虑紧张等各种精神刺激下，细胞和体液免疫功能下降，肾上腺增大，甲状腺功能受抑制，血中淋巴细胞减少。在应激状态下，机体糖皮质激素分泌亢进，抑制免疫功能，影响巨噬细胞、B淋巴细胞、T淋巴细胞、自然杀伤细胞及免疫抗体的功能。而情绪愉快能增强免疫功能，表现为淋巴细胞对有丝分裂原的增殖反应增强，自然杀伤细胞活性增强。

参考文献

［1］张柳青.经络的本质是人体大脑信息控制系统［J］.中外健康文摘，2009，2（9）：1672–1674.

［2］王唯工.气的乐章［M］.北京：中国人民大学出版社，2008：28–63.

［3］张柳青.中医人体复杂巨系统理论科学建构［J］.光明中医，2009，24（11）：2189–2193.

［4］张柳青.中医天人合一的超巨系统理论科学建构［J］.光明中医，2009，24（11）：2189–2193.

［5］李志尚.焦虑情绪与冠心病发病关系及证候特点研究［D］.广州：广州中医药大学，2009.

［6］孙理军.情志致病的藏象学基础及其与免疫的相关性［J］.中国中医基础医学杂志，2001，7（10）：17–19.

［7］张燕梅."思伤脾"与"脑肠肽"［J］.中国中医基础医学杂志，2000，6（1）：6–7.

［8］高德义.慢性阻塞性肺疾病患者抑郁情绪对肺功能和生活质量的影响［J］.中国临床康复，2004，8（24）：4974–4975.

［9］蔡定芳.中西医结合神经内分泌免疫网络研究的思考［J］.中国中西医结合杂志，1997，17（7）：442–445.

第四节　中医对烦躁焦虑状态的认识

一、中医心理紊乱状态的概念

心理状态是特定时刻或时间区间，心理信息内容保持相对不变时，心理系统各种要素及关系和功能存在的总和，是大脑完成一次相对独立的信息输入、加工、输出的最小功能单位。中医学心理紊乱状态就是在特定的时刻和时间区间内，保持着异于正常的心理、情绪、认知等的心理信息内容。

二、烦躁焦虑状态的内涵

"烦躁焦虑状态"是一种心理状态的紊乱，是指患者心境不良，自觉心中烦闷不舒，情绪不安，事事不如意，急躁易怒，甚至出现行为举止躁动不宁、焦虑不安的一种证候。《三因极一病证方论》指出："外热曰躁，内热曰烦。"《医学统旨》所谓"虚烦者，心中扰乱，郁郁而不宁"，其甚者则"神志躁动"。情绪表现为心中扰乱，郁郁不宁而烦躁易怒，在焦躁的心理情绪之下，患者躯体行为表现出不安宁，肢体躁扰，反复颠倒，懊憹烦心。

三、烦躁焦虑状态的病因

古代医籍通常将烦躁焦虑作为一种症状论述，但是随着医学理论的发展，身心疾病越来越受到医学界的重视。烦躁焦虑状态既可以是多种病因引起的结果，又可以作为病因而导致疾病的发生，这种互为因果、相互影响、共同存在的状态使其持续存在，最终成为导致诸多疾病发生和维持的症结所在。经过笔者深入研究发现，烦躁焦虑状态病因复杂，感受外邪、情志内伤、汗吐下损伤、劳役过度等方面都与烦躁焦虑状态的存在具有相关性。

（一）感受外邪

外邪中伤手厥阴心包经或足少阴肾经，病烦心、心痛。如《灵枢·经脉》曰："心主手厥阴心包络之脉……是主脉所生病者，烦心心痛，掌中热。""肾足少阴之脉……烦心心痛。"《素问·至真要大论》曰："少阴之胜，心下热……呕逆躁烦。""少阴之复，懊热内作，烦躁鼽嚏。"《素问·至真要大论》载："少阳司天，火淫所胜，则温气流行……烦心胸中热。"《素问·气交变大论》曰："岁水太过，寒气流行，邪害心火，民病身热，烦心躁悸。"《伤寒论》曰："太阳中风，脉浮紧，发热恶寒，身疼痛，不汗出而烦躁者，大青龙汤主之。"外感六淫，邪窜经络，入手厥阴、足少阴则见烦心、心痛；少阴受邪，心下热，烦躁懊侬；少阳受邪，则烦心，胸中热，太阳受邪，邪在表，郁而不出则烦躁。

（二）情志内伤

《素问·举痛论》载"惊则气乱""恐则气下""惊则心无所倚，神无所归，虑无所定，故气乱矣""恐则精却，却则上焦闭，气不行，故气收矣"；《素问·本病论》有"民病伏阳在内，烦热生中，心神惊骇，寒热间争"；《灵枢·本神》有"心怵惕"等。这些论述中所出现的心慌、惊恐、终日不安等症状正是烦躁焦虑状态的特征性表现。烦生热，热扰神，神乱则见心烦、惊骇、怵惕，惶惶不可终日，气机升降乖戾则诸症横陈，心身合病。

（三）汗、吐、下损伤

汗、吐、下损伤机体阴液阳气，津液耗伤则伤阴，阳气虚浮而致烦躁。如《伤寒论》曰："发汗、吐下后，虚烦不得眠，若剧者，必反复颠倒，心中懊憹，栀子豉汤主之。"《证治要诀》载："汗下霍乱吐泻后，因渗泄而津液去多，五内枯燥者，皆能虚烦，以阴血不足以济阳，阳气偏盛，故虚热而烦。"

（四）劳役过度

李杲（号东垣）曰："苟饮食失节，寒温不适，则脾胃乃伤；喜怒忧恐，劳役过度，而损耗元气。即脾胃虚衰，元气不足，而心火独盛……昼则发热，夜则安静，是阳气自旺于阳分也。昼则安静，夜则发热，烦躁，是阳气下陷入阴中也，名曰热入血室。昼则发热烦躁，夜亦发热烦躁，是重阳无阴。"属真寒假热的"阴躁"证。这里指出劳役过度则元气耗损，心火独盛，阳气旺于昼潜于夜，则昼热夜安；若下陷阴中，则夜热昼安。若重阳无阴，则昼夜发热烦躁。

（五）其他心理状态转化

五种心理紊乱状态之间既可以横向并列，也可以相互影响。烦躁焦虑状态可以演变为精神萎靡状态、惊悸不安状态、郁闷不舒状态、思虑过度状态，也可与其他状态并见。

烦躁焦虑状态下肝气升发，疏泄太过，气机逆乱，亢逆化风，或阳亢化火，灼液为痰，气血运行不畅，形成风火痰瘀交结而上冲。患者表现为烦躁不安、易激惹、头晕目眩等症状。若热久耗伤血液，心血不足，则神不得藏而浮越外散，导致神不守舍而出现健忘、心慌、五心烦热、潮热盗汗等症状。

烦躁焦虑状态时，气机郁结，不得发越，阻碍气血运行，机体不养则出现懈怠劳倦，心神不养则神昏愦。气血失调、七情不和，气郁不得发泄，则易演变为郁闷不舒状态，出现不寐、胁痛、头痛眩晕、胃脘痞满、愁容不展等症状。

处于烦躁焦虑状态下，久则气血失和、气凝血滞。机体气机贵在调畅，若气血运行失常，"思则气结"，可转化为思虑过度状态，踌躇太过，苦心思索，也可出现怔忡、惊悸、不寐等症状。

烦躁焦虑状态日久，耗伤气血，导致气血阴阳亏虚，心血不足，不能养神，可转化为惊悸不安状态。正如《灵枢·平人绝谷》言"血脉和利，精神乃居"，神的功能需要血的濡养才得以发挥，故患者会出现心悸、心慌胸闷等症状。

若气机持续郁结，心血进一步消耗，心神耗散而不敛，则病情发展更易转化为精神萎靡状态。《不居集·心经虚分阴阳》云："心经因使心费神，曲运神机，心血必耗，心气必亏……则心神必不宁而荡散……阳气衰而神自衰。"可出现寡言少语，情绪低落，意志减退，思维迟滞，倦怠乏力，嗜卧等症状。

四、烦躁焦虑状态的病机

烦躁焦虑状态产生的病机复杂，可因热邪扰心，心神不安；瘀血化热，热扰心神；阴血亏虚，虚火扰神；阳气浮越，沉潜不利或气血两虚，心神失养等。

（一）热邪扰心，心神不安

《素问玄机原病式》曰："躁扰，躁动烦热，扰乱而不宁，火之体也。热甚于外，则肢体躁扰；热甚于内，则神志躁动，反复颠倒，懊憹烦心，不得眠也。"外感六淫传里化热，热炽津耗，腑气壅滞，热浊熏心，上犯清灵，心神失舍，或邪郁半表半里，少阳转枢失灵，胆气不舒，心神内动，故烦躁不宁。

（二）瘀血化热，热扰心神

《医林改错》曰："身外凉，心内热，故名灯笼病，内有血瘀……瞀闷，即小事不能开展，即是血瘀……平素和平，有病急躁，是血瘀。"瘀血内阻，气机不畅，日久化热，热扰心神，心神不宁，故烦躁不安。

（三）阴血亏虚，虚火扰神

《证治要诀》谓："汗下霍乱吐泻后，因渗泄而津液去多，五内枯燥者，皆能虚烦，以阴血不足以济阳，阳气偏胜，故虚热而烦。"《金匮要略·血痹虚劳病脉证并治第六》云："虚劳虚烦不得眠，酸枣仁汤主之。"久病伤阴，或七情内伤，或年老体衰，肾阴不足，水亏火浮，上扰心神，故烦躁。

（四）阳气浮越，沉潜不利

李杲认为胃气虚弱，加之劳役过度，出现烦躁，但见欲坐泥水者，其阳先亡，属真寒假热的"阴躁"证。徐灵胎曰："此阳气不摄而烦，所谓阴烦也。"说明烦躁并不全是因热而致。言躁为阴，躁出乎肾，系无根之火，实非火也。由于阴寒内盛，逼阳于外，阳气浮越，失于潜藏而致心神被扰，故出现烦躁。

（五）心脾两虚，心神失养

《金匮要略·五脏风寒积聚病脉证并治第十一》曰："邪哭使魂魄不安，血气少也。"烦躁过度，反复思虑，心脾两虚，气血虚损，心气浮躁而心神不稳，故出现烦躁。

第二章 烦躁焦虑状态的临床辨识

第一节 烦躁焦虑状态的症状和体征

烦躁既可以作为病因导致疾病的发生，又可以是疾病病痛引起的结果，这种互为因果、相互影响、共同存在的状态使得疾病更加复杂，难以治愈。笔者在临床工作中收集了大量烦躁焦虑状态患者的病历资料，将具有共性的症状和体征总结如下，以飨读者。

一、心理情绪

（一）烦躁不安

所愿不得遂，所志不得伸，琐事纷纭，不胜其扰，则烦躁不安。工作中遇到无法解决的难题或与上级、同事产生意见分歧时，很多人就会使人陷入自我怀疑、自我否定甚至自我孤立的境地，总是思索自己的意见是否正确，是否得罪了自己的同事，心里不能平静，从而产生精神上的压力，甚至会出现腹胀、便秘、不思饮食、彻夜不眠等一系列躯体症状，久而久之，更加烦躁，终日坐立不安，心如火焚，感到诸事不顺，看谁都不顺眼。

（二）易激惹

易激惹是一种过度反应状态，包括烦恼、急躁或愤怒。这是一种剧烈但持续较短的情感障碍。患者一遇到刺激或不愉快的情况，即使极为轻微，也很容易产生一些剧烈的情感反应。处于烦躁焦虑状态的患者极易激动，愤怒，与人争执不已。由于心中烦躁，肝气上冲，以致患者时时想发脾气，有打人或摔东西的冲动，且待人接物没有耐性。

（三）心情郁闷

心中郁闷，有难以表达的不舒服，什么都不愿意看，看到就心烦。患者苦恼忧伤，闷闷不乐，总是处于某种负性情绪的支配之下，对自己的生活质量包括健康状况、经济状况、生活环境、工作能力、社会关系、婚姻状况等难以满意，烦躁过后却无法寻找解决的方法和途径，久而久之形成恶性循环，便终日情绪低落。

（四）孤僻

孤僻由众多的不良心理糅合所致，主要受各种主客观环境的负面影响，导致心理长时间处于压抑状态后扭曲所致。孤僻常表现为独往独来、离群索居，对他人怀有厌烦、戒备和鄙视的心理；凡事与己无关，漠不关心，一副自我禁锢的样子；如果与人交往，也会缺少热情和活力，显得漫不经心、敷衍了事。患者不愿主动与人讲话，不愿听外界的声音，独处不愿与外界接触。

（五）焦虑性神经症

焦虑性神经症最突出的症状是焦虑，焦虑的症状包括精神、运动和躯体各个方面。精神性焦虑往往产生在某些不愉快的心理刺激和矛盾冲突之后，患者表现为烦躁不安、紧张焦虑以及不必要的过分担忧，并且还伴有一种所谓的不祥预感。

二、躯体方面

（一）头面部

患者头晕目眩，昏昏沉沉，不清醒，头脑发涨、头痛；眼睛发涨干涩，疼痛，目赤，多眵；耳鸣或听力下降；面赤口渴咽干，口唇干燥、发红甚者口舌生疮，日久则过耗，从而面色萎黄。

（二）胸腹部

患者胸中胀满，两肋尤甚，更有甚者伴肩背部胀痛。喉咽部有梗塞感或窒息感，气短，呼吸不畅，呼吸急促，心跳加快，恶心呕吐，腹胀便秘，腹泻，五心烦热，潮热盗汗。

（三）全身状况

患者疲倦无力，身如针刺，皮肤红赤，体僵身热，夜热早凉，自汗，尤以头面、五心为甚。另外，有的患者可伴有失眠，血压升高，尿频，二便灼热，性功能障碍及女性月经紊乱等。

（四）焦虑性运动

焦虑性运动主要表现为坐立不安，面部肌群抽动或跳动，四肢颤抖和小动作增加。严重的患者可以不停地往返徘徊，甚至捶胸撞头。

三、社会支持

社会支持是以个体为中心的各种社会联系对个体提供的稳定的物质和（或）精神上的支持，包括客观支持、主观支持及对社会支持的利用度共三个维度，客观支持即个体获得的实际可见的物质援助、社会网络及团体关系的存在和参与等，它是独立于个体感觉的客观存在；主观支持指个体感觉被尊重、被理解的情感体验和满意程度，它与个体的主观感受密切相关；而社会支持利用度则是个体对社会支持的接纳和利用、社会支持对身心健康影响的结果。社会支持是影响人们社会生活的重要因素，它涉及学习、生活、健康等各个方面。

烦躁的患者不想让别人知道自己的心事，不愿意把心里的苦恼、委屈和悲伤说出来，这样不仅无助于问题的解决，而且会加重烦躁的各种症状，形成恶性循环，久而久之还可能产生更多的心理障碍。而且机体处于烦躁的状态下，肝气上冲，极易生气、激动、愤怒，甚至大发雷霆，与人争执不已。一遇到刺激或不愉快的情况，即使极为轻微，也很容易产生一些剧烈的情感反应，极大地影响患者的人际关系。这些均导致患者的社会支持出现问题。提供充分的社会支持将有利于个体获得社会资源，增强自信心，为个体提供归属感。

第二节 抑郁障碍烦躁焦虑状态辨证

抑郁障碍患者存在着抑郁心境，自我评价过低，快感缺失，无明显原因的持续疲劳感，性功能减退，睡眠障碍，有强烈的自杀念头，昼夜变化等躯体症状和心理症状，所以抑郁障碍实为形神相关性疾病。既往的传统辨证认为，抑郁障碍初起多以气滞为主，进而引起化火、血瘀、痰结、食滞、湿停等病机变化，此时多为实证；日久伤及心、脾、肾等脏腑，致使脏腑功能失调，出现心脾两虚、心神失养、心肾阴虚诸证，此时则由实证转化为虚证。实证中的气郁化火一证，由于火热伤阴，阴不涵阳，而易转化为心肾阴虚。郁病中的虚证，可以由实证病久转化而来，也可由忧思郁怒、情志过极等精神因素直接耗伤脏腑的气血阴阳导致。而抑郁障碍患者辨证应遵循"形与神俱"的观点，笔者经过长期的临床实践，提出了脏腑辨证与心理辨证相结合的辨证方法，本书以抑郁障碍烦躁焦虑状态为例进行分析。

一、脏腑辨证

脏腑辨证，是根据脏腑的生理功能及病理特点，对四诊所收集的各种病情资料进行分析、归纳，辨别疾病所在的脏腑部位及病性的一种辨证方法。心藏神，在志为喜，在变动为忧，故人有不畅事，心即焦躁；心气通则舌和，知五味；心病则舌焦卷而短，不知五味；虚则恐惧自失，色夭毛悴，血脉枯槁，卧不安枕，精神错乱，或出现怔忡、惊悸、自汗等症状。故《灵枢·邪气脏腑病形》曰："愁忧恐惧则伤心。"《灵枢·本神》曰："心怵惕思虑则伤神，神伤则恐惧自失。"《灵枢·口问》曰："悲哀忧愁则心动，心动则五脏六腑皆摇。"可见心为五脏六腑之大主，而总统魂魄，兼赅志意，故忧动于心则肺虚，思动于心则脾虚，怒动于心则肝虚，恐动于心则肾虚。所谓五志唯心所使，设能善养此心，而居处安静，无为惧惧，无为欣欣，婉然从物而不争，与时变化而无我，则志意和，精神定，悔怒不起，魂魄不散，五脏俱安。心宜恬淡，少思虑。遇逆境，即善自排解，则病邪不侵。

随着现代社会竞争的激烈和生活压力的增加，情志失调是诸多疾病主要的诱发和加重因素，若情绪失调持续存在，长期处于抑郁状态，则可导致抑郁障碍的发生。而抑郁障碍烦躁焦虑状态与心、肝关系最为密切。肝为刚脏，其气刚烈，气易升，阳易亢，又主疏泄、调畅气机及调畅情志；若情志不遂、忧思疑虑等情志失调，则可出现肝失疏泄，气机不畅，气郁化火，再加其阳盛之体质，可快速化火，出现急躁易怒、胸闷胁胀、口干苦或头痛、目赤、耳鸣等表现；若情志过极（如暴怒伤肝），则可致肝气暴涨，肆虐横逆，亦可见肝气冲逆、急速化火，出现情绪暴怒、头晕头痛、目赤耳鸣，或可出现晕厥。"心者，五脏六腑之大主，精神之所舍"，故人的精神、意识、思维活动莫不与心相关。心在五行属火，心为火脏，又加阳盛之体，其气更加火热。若七情怫郁，可引动心火，心火暴涨，扰动心神，则出现心神不宁的表现。故治疗上应安神定志，解除心肝烦躁焦虑状态。

二、心理辨证

烦躁和焦虑是抑郁障碍患者常见的情绪反应，但若情绪反应强度过大，持续时间过长，就会进入烦躁焦虑状态。烦躁焦虑状态基本病机为神志躁动，扰乱心神。除了有烦闷易怒、情绪不稳的心理表现外，还会伴有躁动不宁的行为改变。烦躁焦虑过度状态下，恼怒情绪得不到及时宣发，肝气不遂，气郁不畅，故患者会出现担心、紧张、不安。《金匮要略·五脏风寒积聚病脉证并治第十一》云："邪哭使魂魄不安，血气少也。"烦躁焦虑日久耗伤气血，导致心脾两虚，气血虚损，心气浮躁而心神不稳，故患者的心理状态更加焦躁不安，更易胡思乱想，担心失控或发生意外等。

正是因为烦躁焦虑的心理状态是一种隐藏的、内含的东西，难以被外人体察，临床就诊的患者常以躯体化障碍的形式表现出来，其主诉常为某种功能障碍、疼痛等，而其真实的情志状态常被掩盖，临床医生常忽视询问患者一段时期以来的情绪状态，如果患者不主动提及无法触及的病因，也就找不到致病的根源，亦不能实现中医"治病求本"的特色。笔者通过四诊合参，制订了中医烦躁焦虑状态评定量表，对患者的心理状态进行了多方位、全面的客观评价。

由此可见，在抑郁障碍的诊察中，烦躁焦虑状态不仅通过影响脏腑生理及气血功能，导致躯体化障碍，而且会进一步影响患者心理，导致抑郁障碍的不断加重。基于中医"形与神俱"的理念，需脏腑与心理兼重进行辨证。

第三节　四诊合参在诊察心理性疾病中的优势

中医诊病主要有望、闻、问、切四种方法，简称为"四诊"。医者通过这四种诊断方法，诊察疾病表现在各个方面的症状，就可以了解疾病的病因、性质和它们的内在联系，从而为进一步的辨证论治提供依据。因此，在心理性疾病的诊断方面，四诊是诊察病情、判断病种和辨别证候的基础。

中医历来强调"四诊合参"的重要性，王学权《重庆堂随笔》说："望、闻、问、切，名曰四诊，人皆知之。夫诊者，审也。审察病情，必四者相合，而可断其虚实寒热之何因也。"《丹溪心法》亦认为："欲知其内者，当以观乎外，诊于外者，斯以知其内，盖有诸内者，必形诸外。"经过四诊获得的烦躁焦虑状态所导致的疾病症状和体征在古籍中多有描述。

一、望诊

医者运用视觉，对人体全身和局部的一切可见征象以及排出物等进行有目的的观察，以了解其健康或疾病状态，称为望诊。《素问·经脉别论》有云："诊病之道，观人勇怯、骨肉皮肤，能知其情，以为诊法也。"舌象反映内脏病变较为准确，实用价值较高，在几千年的临床实践中，已经形成了一项中医独特的传统诊法，笔者将在后文列专门章节介绍。

（一）望神

望神就是观察人体生命活动的外在表现，即观察人的精神状态和功能状态。《灵枢·小针解》有云："神客者，正邪共会也。神者，正气也。客者，邪气也。"《素问·上古天真论》曰："精神内守，病安从来。"烦燥不安者，心中烦热不安，甚者烙热如燎，时索凉物，甚者神志时清时昧，多与心经有火有关。可见于邪热内郁、痰火扰心、阴虚火旺等证。《友渔斋医话》曰："形瘦神呆，心烦不寐。"《吴鞠通医案》载杨某案："胁痛，心烦懊恼，拘急肢冷，脉弦细而紧。欲坐不得坐，欲立不得立，欲卧不得卧，随坐即欲立，刚立又欲坐，坐又不安。"诸如此类，皆是患者受累于烦躁焦虑状态，扰动神明所致。

（二）望色

望色是医者观察患者面部颜色与光泽的一种望诊方法。颜色就是色调变化，光泽则是明度变化。由于五色的变化在面部表现最明显，因此，常以望面色来阐述五色诊的内容。平素烦躁焦虑者望诊多呈赤色，尤以面部、双目、口唇为甚，日久耗散可见面色发黄。《妇人大全良方》曰："妇人骨蒸劳，四肢无力，每至晚间即热，两颊红色，食饮不下，心神烦躁。"又曰："妇人久冷，月水不断，面色萎黄，四肢瘦弱，心神虚烦，饮食减少。"《先哲医话》曰："有面色萎黄，肌肤干枯如老鳖，眼多眵泪，鼻流清涕，气逆心烦，胸中怫郁。"即指烦躁焦虑者气血扰乱上涌，心烦而面赤，耗伤日久则面色萎黄。

（三）望形体

望形体是望人体的宏观外貌，包括身体的强弱胖瘦、体型特征、躯干四肢、皮肉筋骨等。人的形体组织内合五脏，内盛则外强，内衰则外弱，故望形体可以测知内脏精气的盛衰。《灵枢·阴阳二十五人》详细论述了五形人的体貌特征、性情体质，借此我们可以通过体质来判断患者的心理状态并指导治疗。

"木形之人，比于上角，似于苍帝。其为人苍色，小头，长面，大肩背，直身，小手足，好有才，劳心，少力，多忧劳于事。能春夏不能秋冬，秋冬感而病生……火形之人，比于上徵，似于赤帝。其为人赤色，广䏃，锐面，小头，好肩背髀腹，小手足，行安地，疾心，行摇，肩背肉满，有气轻财，少信，多虑，见事明，好颜，急心，不寿暴死。能春夏不能秋冬，秋冬感而病生……土形之人，比于上宫，似于上古黄帝。其为人黄色，圆面，大头，美肩背，大腹，美股胫，小手足，多肉，上下相称，行安地，举足浮，安心，好利人，不喜权势，善附人也。能秋冬不能春夏，春夏感而病生……金形之人，比于上商，似于白帝。其为人方面，白色，小头，小肩背，小腹，小手足，如骨发踵外，骨轻，身清廉，急心，静悍，善为吏。能秋冬不能春夏，春夏感而病生……水形之人，比于上羽，似于黑帝。其为人黑色，面不平，大头，廉颐，小肩，大腹，动手足，发行摇身，下尻长，背延延然，不敬畏，善欺绐人，戮死。能秋冬不能春夏，春夏感而病生。"

"木曰曲直"，木形人身材细高，长形脸，上宽下窄，男士喉结突出，颈部细长，身体瘦而露骨，胳膊腿上青筋较明显，手细长，肉少，这类人属于典型的文弱书生。

"火曰炎上"，火形人体形丰满，枣核形脸，头尖，脸色发红，肉多横纹，颧骨高，毛发稀疏，行动急，语速快。这类人敢做敢当，胆量过人，急躁，贪婪。

"土爱稼穑"，土形人忠厚信实，笃诚淳朴，宽宏大量，举止稳重，厚德载物，这类人思想单纯，素讷于言。

"金曰从革"，金形人身段灵活，国字脸（四方脸），颧骨高，面色白，眉清目秀，唇薄齿白，骨架内收，腰腹圆正。这类人为人注重细节，做事认真，原则性强，有极强的开拓精神。

"水曰润下"，水形人体形肥胖，猪肚子形脸，面部不平，上窄下宽，面色淡黑；粗眉大眼，毛发深黑，骨少肉多，行动迟缓。这类人中年男子容易有啤酒肚，走路步履不稳，摇肩晃背，行动比较迟缓，沉默寡言，神情不定，给人以高深莫测的感觉。

五形人又有阴阳之分，为阳者身体健康，属阴者多罹患疾病。其中性属阴木、阴火、阴金、阴水者，易发烦躁焦虑，临床上可在针对该心理状态施治的同时，根据体质选择相应药物，如木形人多予疏散之品，火形人偏重清热之药，土形人宜健脾，金形人要滋阴，水形人则须利水养肾，这样方能收到事半功倍之效果。

二、闻诊

闻诊是中医运用听觉和嗅觉，通过对患者发出的声音和体内排泄物发出的各种气味的诊察来推断疾病的诊法。由于人体内发出的各种声音和气味均是在脏腑生理和病理活动中产生的，如五声（呼、笑、歌、哭、呻）、五音（角、徵、宫、商、羽）及五臭（臊臭、焦臭、香臭、腥臭、腐臭）都与五脏相应，是五脏功能变化的反映。因而声音和气味的变化可反映出内在病变，据以推断正邪盛衰和疾病种类。正如清代王秉衡所说："闻字虽从耳，但四诊之闻，不专主于听声也。"烦躁之人多言语，临床诊疗中，焦虑患者往往反复诉说自身不适诸症，正如《易·系辞下》所说："躁人之辞多。"此外，烦躁焦虑者耗气伤津，燥伤娇脏，易致咳嗽，《金匮翼》载："咳嗽、口干，烦躁者是也，宜以辛凉入血之药治之。"

三、问诊

问诊是中医采用对话方式，向患者及其知情者查询疾病的发生、发展情况和现在症状、治疗经过、主要痛苦所在、自觉症状、饮食喜恶等情况，以诊断疾病的方法。《素问·三部九候论》曰："必审问其所始病，与今之所方病，而后切循其脉。"有关疾病的很多情况，如患者的自觉症状、疾病发生、发展、变化的过程，既往健康或患病情况等，只有通过问诊才能了解。在某些疾病中或发病的早期，患者只有自觉痛苦，缺乏客观的异常体征，在这种情况下，通过问诊而获得诊断病情的资料，就显得更为重要。同时，通过问诊还可了解患者的思想动态，以便及时进行解说。所以，问诊是医者认识疾病的重要方法。

临床上，异常的心理状态常常难以引起患者及其家人的重视，而随之出现的躯体化障碍往往成为其关注的重点。作为医者，如果仅仅着眼于躯体性疾病，恐怕难以收到预期的疗效。烦躁焦虑状态的患者有很多纷繁复杂的躯体症状，而且症状多变，严重时患者常主动要求采取多种有创性检查。《妇人大全良方·妇人血风劳气方论第三》载："或发动即心中烦躁，困乏无力，不美饮食。"《原机启微》曰："咽喉肿痛，心神烦躁，多渴，五心烦热。"这些信息均要通过问诊而得。同时，也可通过让患者填写"烦躁焦虑状态评定量表"这种自评方式来评定患者的心理状态，以此来客观评价患者的病情，并向患者确认其真实的心理状态，在药物治疗的同时，辅以心理支持治疗，从而达到"治病求本"的目的。

四、切诊

切诊是中医四诊之一。包括脉诊和按诊，是医者运用手和指端的感觉，对患者体表某些部位进行触摸按压的检查方法。检查内容，如脉象的变化，胸腹的痞块，皮肤的肿胀，手足的温凉，疼痛的部位等。把所得信息与其他三诊互相参照，从而做出诊断。特别是切脉，是临床上不可缺少的基本方法。

脉诊是以手指按切患者动脉以了解病情的内在变化，也称切脉或诊脉。切脉辨证，早在《黄帝内经》《难经》就有记载。整理古代医籍发现，烦躁焦虑可见下列脉象。

（一）独两关洪大

"热留胸中，烦躁不止，呕恶不安，汗竟不敛，口且渴。脉之，独两关洪大。"（《孙文垣医案》）

（二）脉洪

"烦躁不眠，饮食不入，脉洪大而无伦次，按之豁然而空。"（《保婴撮要》）

（三）脉浮

"肌肤不仁，腹膨心烦，翕翕发热，神思如醉，其脉浮缓，胸满痰涎，

志意昏浊。"（《保婴撮要》）

（四）脉沉

"若躁而裸体欲入井中，脉沉细或浮大，按之如无者，此皆阴盛发躁也。"（《保婴撮要》）

（五）脉大

"饥困劳役之后，肌热烦躁，困渴引饮，目赤面红，昼夜不息，其脉大而虚，按之无力。"（《金匮翼·血虚发热》）

（六）脉涩

"昼夜烦躁，神魂飞越，脉涩弦数，舌绛苔浓，痰滞并阻，大便溏泄。"（《花韵楼医案》）

（七）脉数

"面赤烦躁，口渴引饮，骨痛脉数而大，或尺数而无力者是也。"（《医贯》）

（八）脉细

"气血虚极，脉细空而无力，以致心烦不安，睡卧不宁，或五心烦躁等证。"（《疡医大全》）

（九）脉弦

"往来寒热不安宁，胁痛心烦面带青，口苦脉弦小便数，便知郁怒在肝经。"（《女科指掌》）

（十）脉浮紧而大

"又心虚则先烦而后渴，翕翕发热，其脉浮紧而大是也。"（《保婴撮要》）

（十一）脉来数大

"即有烦躁发热面赤，脉来数大，皆虚火上炎之故。"（《胎产新法》）

从上述有关烦躁焦虑脉象的论述可以看出，烦躁焦虑状态传统脉象和其症状一样繁杂多变，系统辨证脉学对其脉象特点有独特认识，将在下文专节论述。

自王叔和以来，脉诊和舌诊都有了长足的发展，某些医者夸大脉诊或舌诊在诊断中的地位，一按脉，一望舌便判定病情，莽下处方用药，而忽视四诊合参的原则，这是很不负责任的。疾病的发生、发展是复杂多变的，证候亦有真假之分，临床上有"舍脉从证"和"舍症从脉"之论。如果四诊不全，便得不到患者的全面的、详细的资料，辨证就欠缺了准确性，甚至发生错误，导致严重后果。望、闻、问、切四诊，在观察疾病、做出诊断的过程中，各有其独特的作用，不应该相互取代，只能互相结合，取长补短。四诊之间是相互联系、不可分割的，在临床运用时，必须将它们有机地结合起来，把望、闻、问、切四诊所得的有关病史症状、形色和脉象等材料进行全面的分析综合，以防止局限性和片面性，只有这样才能全面而系统地了解病情，以便判断疾病的标本缓急，做出正确的判断。

第四节 烦躁焦虑状态特色诊断方法

一、舌诊

舌诊为望诊的重点内容之一，是通过观察舌头的色泽、形态的变化来辅助诊断及鉴别的一个简单有效的方法。舌为心之苗，脾之外候，苔由胃气所生。脏腑通过经脉与舌相联系，手少阴之别系舌本，足少阴之脉挟舌本，足厥阴之脉络舌本，足太阴之脉连舌本，散舌下，故脏腑病变，可在舌质和舌苔上反映出来，舌诊主要诊察舌质和舌苔的形态、色泽、润燥等，以此判断疾病的性质、病势的浅深、气血的盛衰、津液的盈亏及脏腑的虚实等。

曹炳章《辨舌指南》曰："辨舌质可诀五脏之虚实，视舌苔可察六淫之浅深。"医者进行舌诊时，应将舌质和舌苔辨证结合。一般情况下，二者反映病变是一致的，但也有不一致现象出现，这就需要综合分析，全面衡量，参考其他证候，做出正确的判断。

机体处于烦躁焦虑状态下可引起舌病理变化。察舌成为临床提取该状态体征的重要技能。通过查阅大量古代文献可知，该状态下的患者多出现舌胀、舌赤、舌干等舌体变化以及苔黄、苔腻、苔燥甚者无苔等舌苔变化。《眼科阐微》曰："口燥烦渴，舌上生疮。"《喉舌备要秘旨》曰："虚热烦躁则口涩，腥臭之气蕴结于胸臆之中，发冲于外，则口臭气滞，加之风热劳郁之毒，则口舌生疮。"《包氏喉证家宝》曰："紫舌胀证，属心火，内必烦躁闷乱。"《吴鞠通医案》曰："烦躁不宁，畏风自汗，脉弦，舌苔白滑。"《女科证治准绳》曰："心神烦躁，口干舌涩，饮食无味。"烦躁者多耗伤，一者气，二者血，三者津液。故初期多烦渴口臭，舌红苔燥，一派热象。耗久则虚，或气虚，或血虚，或阴虚，或三者夹杂，呈现一派口干，苔少，舌红，舌涩之象。

（一）烦躁焦虑状态初期舌象

舌色偏红，舌体胖大，边有齿痕，舌尖有点刺，舌苔白厚腻。烦躁焦虑状态初期，肝气不舒，内热不甚，舌色略偏红，焦虑状态下，心火易亢，舌尖易生点刺；肝郁不解，横克脾胃，致使脾胃虚弱，运化功能不足，水湿、痰浊内生，表现为舌苔白厚腻，边有齿痕。（见书末彩页图1）

（二）烦躁焦虑状态中期舌象

舌质瘀红，舌体胖大，舌中苔黄腻，舌尖、舌旁有点刺，舌体旁有白色涎线。烦躁焦虑状态中期，肝气郁结，化火伤阴，凝痰成瘀，故舌质呈现红紫之热瘀交结之象，舌尖、舌旁生点刺，且进一步横克脾胃，舌体胖大，且旁有白色涎线，湿热互结，故舌苔黄腻。（见书末彩页图2）

（三）烦躁焦虑状态后期舌象

患者舌体偏薄，舌质红，苔中后部黄厚燥，边有点刺。烦躁焦虑状态后期，耗伤气阴，心肾不交，故舌体变薄，苔燥。而内热进一步发展，导致舌质暗红，点刺仍明显，舌苔黄灰，若进一步发展可见无苔。（见书末彩页图3）

二、系统辨证脉学脉诊

系统辨证脉学是在融合古今脉学研究成果的基础上，遵循系统论的基本原理和基本规律，运用中医学、认知心理学、现代信息学和物理学的基本原理形成的具有独到见解的、容纳多学科、涵盖多层面的全新脉学体系，揭示了脉象系统所包含的基本脉象要素的物理特性、认知方法及其要素、层次之间的关系，旨在为辨证施治提供不同层次的客观依据。

（一）系统辨证脉学中心理脉象的建立

烦躁焦虑的原因多种多样，患者的个性因素在烦躁焦虑的发生过程中往往扮演了很重要的角色。临床发现，平时缺乏耐性的人更易出现烦躁焦虑情绪。有时因为周围的环境原因，比如遇见了不喜欢的人，却又不得不虚与委蛇；有时因为事情繁重；有时因为外界天气炎热等。烦躁有虚实两端，虚烦的脉象要素偏于阴性的多。烦躁脉不仅仅是心中烦闷，还有身体躁动的趋势。原因可内可外，本身的疾病、外界刺激都有可能。

在本章开篇，我们从"四诊合参"的角度阐述了古籍中对于烦躁焦虑状态患者脉象特征的记载，现代及当代脉学研究亦在心理领域取得了极大的进展。当代脉法对于心理紊乱状态脉象特征的把握，首先是对谐振波进行辨识，运用人体手指的振动觉直接撷取脉搏信号，撷取出烦躁焦虑状态的谐振波，按至脉管，辨察脉搏、脉管壁、血流等的脉象信息，寻找与疾病相关的各种信息，如病位、病机衍化、预后转归等，以便处方用药。这也是对所有心理问题的脉象辨识普遍适应的规律。假如存在烦躁焦虑状态的谐振波，还应当辨识是否合并存在其他的心理紊乱状态以及烦躁焦虑状态的分类，以寻找该状态的产生原因，为患者寻求病源，指导其心理调摄。

（二）系统辨证脉学与烦躁焦虑状态

烦躁焦虑状态患者的脉象主要表现为动、数、高、短。"动"是指在脉搏搏动时血管壁的抖动、震动或细颤的感觉，是谐振波的增加，这与人类的心理状态密切相关，故处于烦躁焦虑状态时可见脉"动"，且此时谐振波增加；烦躁焦虑状态下，阳热内盛或阳亢于上，鼓动血行导致心率增加则脉数；而脉搏升起（高）有余而沉降（深）不足，表示机体阳气有余，阴气不制；气火旺盛，郁结在内，不能推动血液运行，导致血管壁抖动、震颤加剧，故出现脉短。

1.动　给人手下波动感，以双寸尤为明显。有个成语叫"心浮气躁"，左寸对应心的功能位，烦躁焦虑状态时，心神亢越，故左寸脉动；肺主一身之气，它的功能位则在右寸。烦躁焦虑状态下气的运动状态亢进，故右寸脉动。（图4）

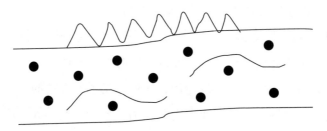

图4　动脉

2.数　脉率快，一般来说，烦躁程度越严重，脉数越明显。烦躁的脉率一般在90次/分以上。（图5）

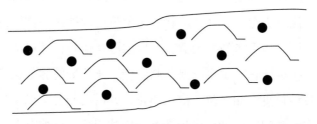

图5　数脉

3.高　烦躁脉是浮于整体脉管之上的，轻取即可，敛降不深。（图6）

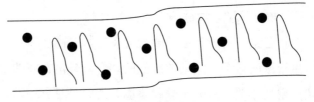

图6　高脉

4.短　每搏传播距离短，往往是脉搏波在达到高峰后下降支未结束，下一脉搏已启动。（图7）

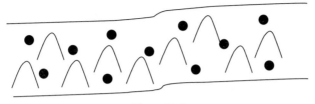

图 7　短脉

躁扰波是脉"动"的一种表现形式。表现为一种高频、紊乱、不协调的振动波，指感麻涩；心理感受是内心的烦乱感。属整体脉象感受方法。烦躁谐振波的图形特点，是高尖的波，振手力度比较大，有扎手的感觉。左关上明显。

烦躁焦虑脉象的产生与心有很大的关系，寸脉数，但脉形不大。烦躁相比于心烦脉象多一种明显想向上向外发泄的冲动感，表现在外候上，烦躁焦虑状态的患者多了一种烦而躁的感觉，并且必有发泄的途径。脉象在寸上感觉最明显。躁多有密密麻麻，交替棘手的感觉。烦躁焦虑状态的患者一般睡眠不佳，诊脉时若沉取涩滞的话可能多噩梦，这与心理曾经受伤的患者沉取的涩感是截然不同的。动、高可以从整体脉象上去感受，其中双寸动得会比较明显。但是真正的临床辨识又不当拘于部位，也不当拘于上、热、进多退少等的脉象要素特征。严重的烦躁易伴有阴伤，尺脉表现为躁动且有枯涩的脉感，以左尺部多见。烦躁焦虑状态脉象仍以动、数、高、短为多见。

第五节　烦躁焦虑状态量化评定体系的构建

临床上很多疾病不仅是一个生理紊乱过程，而且是一个心理紊乱过程。个性和情志因素结合才能够产生特定的心理紊乱状态。某种特定的情志改变达到了一定的程度和持续一定的时间，会导致机体的脏腑、阴阳和气血的失调，根据个体的个性的不同，又产生出不同的心理紊乱状态变化，而这种心理紊乱状态具有一定的稳定性，进而产生持续一定时间的对机体的"形""神"的主导性影响作用。

近年来，随着中医证、症规范化和量化研究的不断深入，中医界的学者们借鉴心理测量学的有关知识和精神疾病研究中的一些方法，对部分临床常见病进行量化规范化研究，证的量化规范化研究是中医发展的必然趋势，开展证的规范化研究有助于中医科研、中医诊疗水平的提高，鉴于中医症状规范化、量化研究的重要性，目前中医量表体系尚不完善，大多引用国外量表，但国外量表由于文化背景及风俗习惯的差异，不完全适合我国患者。因而笔者研制出具有中医特色的心理紊乱状态评定量表，为临床辨识心理紊乱状态提供客观的衡量工具，从而全面、客观地评价患者所处的心理紊乱状态。笔者选取患病率较高的烦躁焦虑状态进行研究，研制出了烦躁焦虑状态评定量表，以评定患者的心理紊乱状态及烦躁的程度、性质及特征。

一、烦躁焦虑状态评定量表的研制

（一）制作烦躁焦虑状态评定量表的意义

由于量表具有数量化、规范化、客观化等特点，使得疾病的诊断更简便、更科学，研究的结果表达更符合科学要求。国外学者很早以前就运用量表研究某些疾病，像评定失眠患者疾病水平的匹茨堡睡眠质量指数量表、睡眠个人信念和态度量表、睡眠损害量表、里兹（Leeds）睡眠评估问卷、睡眠行为量表、儿童睡眠紊乱量表等。但由于文化差异的客观存在，西方量表在中国的应用势必存在一些问题，如语言的差异，中西方文化、风俗习惯上的差异，这样在实际应用过程中就难免遗漏某些中国特色的现象与行为特征。因此，国外量表在我国未必都有适用性。

中医学的基本特点是"整体观念"，中医治疗疾病，不仅着眼于疾病本身，更注重患者的整体状态。但到目前为止，中医诊断疾病过程中，望闻问切四诊仍然非常模糊，缺乏量化、客观化的诊断标准。为促进中医学的发展，提高共识，近年来，越来越多的学者将量表应用于中医研究中，这有利于中医证候的规范化研究，有利于中医走向世界。但中医界尚缺乏从心理紊乱状态论治疾病的思路，更缺乏从心理紊乱层面评价患者病情的量表，因此迫切需要能反映中医特点的心理紊乱状态的量表。由于烦躁焦虑状态是非常常见的心理紊乱状态，因此，我们制订了烦躁焦虑状态评定量表，为辨识烦躁焦虑状态提供全面客观的评定工具。

（二）量表的形成

烦躁焦虑状态评定量表是用来明确患者的心理状态及评定患者烦躁焦虑状态的程度的。量表的内容必须体现中医基础理论内容，反映患者病情的基本特点和中医药调理心理紊乱状态及躯体症状的疗效特色等。条目内容应通俗易懂，条目内容和答案设置应符合中国人的习惯，同时具有客观的区分度，量表条目不宜太多。本量表的编制是在心理测量理论的指导下，参考已有量表的成功经验，根据量表开发的一套程序和方法来研制的，在量表的研制过程中，我们进行了大量的文献研究，广泛听取中医及心理学专家的意见，以确保量表结构及条目的合理性。

1. 确立量表的结构 按照量表制作的理论，结合中国文化特色和中医理论对烦躁焦虑的认识和临床特点，按照"形神统一"的原则，来确定量表的结构，其中"形"的主要结构包括：整体，体型，头面，口齿唇，耳目鼻，胸腹，腰背，二阴及二便，妇人经产，饮食，呼吸；"神"的主要结构包括：思维心理，气色，精神状态。然后按照形、神的结构填充形成信息表。

2. 条目分析 条目筛选是量表编制中的关键问题之一，应遵循重要性大、敏感性高、独立性强、代表性好、确定性好的原则。据此，对于备选条目，我们组织中医专家及心理学专家进行讨论，将不易理解及语义含糊的条目删除或修改，初步保证了入选条目的合理性，再联合多种方法筛选条目。在初量表的临床预试中，根据专家的意见及条目的困难度等筛选出 39 条。在正式临床测试中，经过以下统计学方法删除条目：① t 检验，独立样本的 t 检验显示 39 项均达到显著性水平，未删除项目；②因素分析，在探索性因素分析中，按以下原则删除条目：a. 共同度小于 0.35；b. 载荷小于 0.35。

故经过多次筛选后，删除部分题目，修订版量表共保留 30 个条目。

（三）量表的信度考核

信度是可信度的简称，包括量表测量的可靠性、精确性、稳定性和一致性。本量表采用的信度检验方法为"Cronbach α"系数及"折半信度"，总量表的 α 系数达到 0.910 7，说明总量表具有良好的一致性，分量表的 α 系数从 0.644 2 到 0.862 9，除了分量表七信度水平稍低外，其余 6 个分量表的信度水平均较高。总量表的折半信度为 0.890 2，"Cronbachα"系数及"折半信度"均说明总量表和各分量表之间具有良好的内部一致性。

（四）量表的效度考核

效度是量表的有效性和正确性，亦即准确度。本研究主要采用内容效度和结构效度的检验方法。内容效度指量表在多大程度上表示了所测特质的范畴，每个条目与量表总分的相关在 0.315~0.650，分量表与各条目之间的相关在 0.554~0.883，说明量表具有良好的内容效度；结构效度指研究者所构想的量表结构与观察结果的吻合程度，本量表采用因子分析的方法，所划分的 7 个因子的项目聚集合理，说明量表具有良好的结构效度。

二、烦躁焦虑状态评定量表特色分析

本研究是在量表制作理论及中医理论的指导下，对烦躁焦虑状态深入理解的基础上，严格按照量表制作的步骤，经过临床考核形成的，为临床医生提供了全面客观的评定工具，比较适合在我国文化背景下对患者心理紊乱状态的评定，以及对患者治疗前后的评价，本研究对于疾病的客观化研究、防治及指导临床都具有重要的意义。

在量表的编制过程中，我们始终坚持以中医理论为指导原则，使量表具有中医特色。初步临床实践证明，该量表具有以下特点。

（一）符合中国人的思维方式

烦躁焦虑状态评定量表是在中医理论指导下，应用心理学的量表研究方法构建的针对烦躁焦虑状态的特殊性量表，符合中国文化背景特点，贴近国人的文化语言习惯。量表内容语言平白，本土气息浓厚，尽量避免专业语言。量表的内容全面地体现了以患者为中心和"以人为本"的原则。

（二）"形神统一"的体现

形神是中国哲学史上的一对范畴。形神，指人的形体和精神；合一，指两者相互统一。南北朝范缜在《神灭论》一书中提出："形者神之质（实体），神者形之用（作用）。"中医理论讲究"形神合一"。烦躁焦虑状态评定量表评价内容包含"神"（心理领域）与"形"（躯体化领域）两大方面，体现了中医的"形神统一"的理论原则，将其引入中医诊断评定体系有助于解决中医心理紊乱状态不能客观评价的问题。"形神统一"涉及各方面心身特点，其中"神"包括思维（如什么都不愿意看，看到就心烦）、精神状态（如心中郁闷，有难以表达的不舒服）等，"形"包括体形（如两肋发胀，不舒服）、气色（如口唇干燥、发红）、体力（如疲倦无力）等，有意义的条目都列入量表中。

（三）诊断和辨证论治的双重功能

1.有利于对烦躁焦虑状态的辨识　该量表能客观反映出患者是否处于烦躁焦虑状态并评定患者的病情严重程度。在临床上，通过采集患者的临床症状和体征计算出量表的分数，可以依据量表得分的高低对患者所处的状态做出客观的判定，从而明确患者的致病因素，准确分析患者的病因、病机，并可有针对性地开展防治措施。同时，患者也可以清楚地认识自身所处的心理紊乱状态及程度，解除不必要的心理负担。

2.有利于指导烦躁焦虑状态的治疗　作为诊查疾病的手段，临床医师可以通过请患者填写量表的方法获得其病情相关的资料，并根据量表得分的高低，针对目前患者的疾病状态，酌情选用药物治疗、针灸治疗或综合治疗等疗法，从而确定一套最优方案。量表的应用为临床治疗心理紊乱状态提供了思路。采用中医自己制订的特异性心理量表，不仅可以弥补目前临床诊疗中判定指标的欠缺，而且比普适性量表更加客观真实地反映不同患者的心理状况、治疗满意性等有关内容，更有利于凸显中医的优势，体现中医以人为本的个体临床辨证论治原则。

3.判定疗效　通过患者在治疗前后所测试的结果比较，可以直观地观测到患者病情的改善情况，从而判定疗效，以指导下一步的诊疗。

量表研究正在成为中医研究的重要方法之一，其在规范化程度、客观性方面都有很强的说服力，是中医规范化、客观化的重要工具。随着医学的进步，循证医学的发展，中医的主观臆测性越来越成为其发展的障碍。用量表研究，寻求客观证据，规范诊断治疗，必将为中医发展和向世界范围推广带来强大助力。团队相关研究表明，内容效度的检验表明总量表和分量表之间的关系较密切。每个条目与量表总分、分量表之间都具有较高的相关性。从量表的编制到最后的结果都表明该量表有较好的内容效度。在中医理论指导下借鉴现代心理学研究方法编制的烦躁焦虑状态量表，既能够准确识别烦躁焦虑状态，又可以客观量化相关症状体征，有利于提高共识，为中医的客观化提供新的方法和思路。

第六节 失眠症患者烦躁焦虑状态与人格的相关性分析

在烦躁焦虑的心理情绪之下，患者躯体行为表现为不安宁，"肢体躁扰"，入夜则"反复颠倒，懊恼烦心，不得眠也"。失眠症是一种常见的睡眠障碍性疾病，是多种躯体、精神和行为疾病所具有的常见临床表现。失眠问题由来已久，特别是在现代生活环境下，由于社会竞争日益激烈，生活节奏加快及工作压力的加大，失眠症的发病率呈逐年上升的趋势。睡眠对维持心理稳定，恢复机体功能有着重要的作用。长期失眠对人体会造成严重的生理和心理影响，导致工作效率降低，影响操作安全，危害个体的整体健康水平和生活质量，睡眠问题所带来的医疗费用增加和工作效率下降，已成为许多国家广泛关注的社会公共卫生问题。

古代文献对失眠症烦躁焦虑状态有着详细的论述，关于病因病机，《中藏经》称"虚烦少睡"，《诸病源候论·大病之后不得眠》则认为是心热或胆冷所致，"大病之后，脏腑尚虚，荣卫未和，故生于冷热。阴气虚，卫气独行于阳，不入于阴，故不得眠。若心烦不得眠者，心热也；若但虚烦而不得眠者，胆冷也"。治疗方面，《伤寒论》曰："少阴病，得之二三日以上，心中烦，不得卧，黄连阿胶汤主之。"《金匮要略·血痹虚劳病脉证并治第六》曰："虚劳虚烦不得眠，酸枣仁汤主之。"陈士铎诊治失眠症倡导"心肾不交"理论："人有昼夜不能寐，心甚躁烦，此心肾不交也。"烦躁焦虑状态既可以作为病因导致疾病的发生，又可以是疾病病痛引起的结果，这种互为因果、相互影响、共同存在的状态使得疾病更加复杂，难以治愈。笔者通过中医烦躁焦虑状态评定量表与特质焦虑量表（TAI）的相关性分析研究，来探索失眠症烦躁焦虑状态与人格之间的内在联系。

特质焦虑是"焦虑倾向中相对稳定的个体差异，亦即在把广泛的刺激情境知觉为危险或具有威胁性时的不同倾向，以及以状态焦虑对这种威胁进行反应的不同倾向"。焦虑作为一种人格特质，更像一种动机或习得行为倾向，它使个体将广范围的客观非危险环境知觉为威胁情境，并以与客观危险不成比例的状态焦虑水平对这些情境做出反应。特质焦虑量表（TAI）由斯比尔伯格编写，为自评量表，容易填写，不受年龄、职业、性别的限制，可广泛用于评定内科、外科、心身疾病及精神患者的焦虑情绪；也可用来筛查高校学生、军人和其他职业人群的有关焦虑问题；以及评价心理治疗、药物治疗的效果。

本研究对 106 例失眠症患者烦躁焦虑状态与特质焦虑进行了调查，让每一位患者填写失眠症患者烦躁焦虑状态评定量表和特质焦虑量表，对回收的病例进行统计学处理，结果显示烦躁焦虑状态总量表及 1、2、3、4、5 分量表与特质焦虑有显著的相关性，通过焦虑特质对烦躁焦虑状态的回归分析显示，焦虑特质作为相对稳定的人格特质，对烦躁焦虑状态具有显著的预测作用。综上所述，平常易于焦虑的患者或具有焦虑倾向的人格特质的患者，易于出现失眠症烦躁焦虑状态。

关于烦躁焦虑状态下失眠症内涵的探讨，为评定失眠症患者的心理紊乱状态提供了客观的评定工具，这对于完善失眠症的诊断及病因病机学说、指导临床都具有重要的意义。临床上借该病种推而广之，也可应用于其他疾病的诊疗。我们在临床诊疗中不仅要关注躯体症状，更要结合患者的人格特点，找到根本的病因病机，既要注重合理选择方药，又要注重恢复患者心理紊乱状态，才能达到最佳的治疗效果。

参考文献

［1］寿小云. 寿氏心理脉学与临床［M］. 北京：中国中医药出版社，1998：86.

［2］齐向华. 辨证脉学［M］. 北京：中国中医药出版社，2012：274–278.

［3］王琦. 中医体质量表的初步编制［J］. 中国临床康复，2006，10（3）：12–14.

［4］毛海燕. 张珍玉辨治失眠的经验［J］. 山东中医杂志，2002，21（5）：369–370.

［5］钱彦芳. 顽固性失眠辨治体会［J］. 中医杂志，1998，39（11）：658–659.

［6］郭雅明. 中医辨症治疗顽固性失眠55例［J］. 河南中医，2003，23（3）：178.

［7］李小波，白丽萍，米新. 中医辨证治疗失眠症60例［J］. 陕西中医，2006，27（5）：543.

［8］齐向华. 失眠症中医诊疗［M］. 北京：人民军医出版社，2007：37–79.

［9］齐向华.173例失眠患者相关因素与体质关系研究［J］. 山东中医药大学学报，2006，30（1）：45–47.

［10］李融，蒋志强，侯钢. 失眠症患者的焦虑、抑郁障碍状的调查［J］. 中国行为医学科学，2002，11（5）：530–531.

［11］滕晶，齐向华，王泰勇. 失眠症烦躁状态评定量表信效度分析［J］. 中华中医药学刊，2013，31（3）：539–541.

［12］陈君臻，滕晶，谢君，等. 心理紊乱状态系统辨证脉学特征浅析［J］. 湖南中医药大学学报，2017，37（8）：842–844.

第三章 烦躁焦虑状态的常见病证

前文已经论述了多种病因作用于机体可产生烦躁焦虑状态，即"他病致躁"；由烦躁导致疾病亦不在少数，即"烦躁致病"。烦躁和焦虑是患者的正常情绪反应，但若强度过大，产生过高的应激反应，就会进入烦躁焦虑状态。烦躁焦虑状态基本病机为神志躁动，扰乱心神。患者除了有烦闷易怒、情绪不稳的心理表现外，还会伴有躁动不宁的举止表现。本章将详细介绍烦躁焦虑心理紊乱状态常见病证。

第一节 心系病证

一、心悸

【定义】

心悸包括惊悸和怔忡，是指患者自觉心中悸动，惊惕不安，甚则不能自主的一种病证，临床一般多呈阵发性，每因情志波动或劳累过度而发作，且常与失眠、健忘、眩晕、耳鸣等症同时并见。

【历史沿革】

心悸的病名最早见于汉代张仲景的《伤寒杂病论》，称其为"心动悸""心下悸""心中悸""惊悸"等，并认为其病因有惊扰、水饮、虚劳虚烦、汗后受邪等，记载了心悸时表现的结、代、促脉及其区别，并创立炙甘草汤等方治疗心悸。《黄帝内经》虽无心悸、怔忡之名，但已经有类似症状的记载，《素问·举痛论》云："惊则心无所倚，神无所归，虑无所定，故气乱矣。"并认为其病因有宗气外泄、心脉不通、突受惊恐、复感外邪等，并对心悸的脉象变化有深刻的认识，《素问·平人气象论》云："脉绝不至曰死，乍疏乍数曰死。"这是关于心悸时严重脉律失常与疾病预后的最早记载。《伤寒论》77 条曰："发汗，若下之而烦热，胸中窒者，栀子豉汤主之。"《丹溪心法》认为心悸的发病应责之痰与虚，《丹溪心法·惊悸怔忡》云："惊悸者血虚……怔忡者血虚，怔忡无时，血少者多，有思虑便动，属虚。时作时止者，痰因火动。"《景岳全书·怔忡惊恐》认为怔忡由阴虚劳损所致，《医林改错》则着重突出瘀血内阻致心悸怔忡，并记载用血府逐瘀汤治疗，每多获效。

【病因病机】

1. 心悸的基本病因病机　心悸的发病，或由惊恐恼怒，动摇心神，致心神不宁而为惊悸；或因久病体虚，劳累过度，耗伤气血，心神失养，若虚极邪盛，无惊自悸，悸动不已，则成为怔忡。其病位在心，与肝、脾、肺、肾四脏密切相关。心悸的病性主要有虚实两方面，虚者为气血阴阳亏损，心神失养而致。实者多由痰火扰心，水饮凌心及瘀血阻脉而引起。虚实之间可以相互夹杂或转化。

2. 烦躁焦虑状态心悸的病机　在诸多致病因素中，因烦躁焦虑导致心悸的患者逐日增加，引起心悸的病理途径主要概括为：痰火互结，内扰心神。持续烦躁不解则扰动气机，气机的升降出入失常，导致气机郁滞，气留止不行，气郁久而化火，火性燔灼，炼津而为痰，痰与火相互搏结，上扰清空，内扰心神，心神动摇，不能自已而发为心悸。

【证候特点】

1. 心悸的基本证候特点　多于情志刺激后发作，发作时心慌不安，心跳剧烈，不能自已，或一过性，或持续性，或持续时间较长，或一日发作数次，或数日发作一次，常兼见胸闷、气短、汗出、喘促，甚则出现晕厥。脉象以结、代、促、涩多见。

2. 烦躁焦虑状态心悸证候特点　烦躁焦虑所致的心悸除表现为心慌，胸闷气短，心前区疼痛，面色苍白和全身乏力等，由于心理张力高，还可伴交感神经兴奋的症状，如情绪容易激动、失眠、多汗、发抖、眩晕、多梦等。该病多呈阵发性，内心纠结，发作时心慌不安加重，心跳剧烈，不能自主，而且与情绪波动呈正相关性。

根据本病的临床特点，各种原因引起的心律失常，如心动过速、心动过缓、期前收缩、房室传导阻滞、病态窦房结综合征、预激综合征以及心功能不全、心肌炎等均可参照本病辨证论治。

【现代研究】

情绪障碍诱发心律失常的机制尚不完全清楚，多认为是情绪应激通过脑内额叶皮质－下丘脑－脑干通路等组成，经由肾上腺素能和胆碱能活动而诱发心律失常。焦虑情绪等可使交感神经张力增高，过量分泌儿茶酚胺，增加心肌的电不稳定性，可引起心律失常，甚至引发致命性心律失常与猝死。另外，情绪应激也可诱发冠状动脉痉挛，导致心肌缺血加重，而产生心律失常。

二、不寐

【定义】

不寐，亦称失眠或"不得眠""不得卧""目不瞑"，是指经常不能获得正常睡眠为特征的一种病证，不寐的证情轻重不一，轻者有入寐困难，有寐而易醒，有醒后不能再寐，亦有时寐时醒等，严重者则整夜不能入寐。

【历史沿革】

《黄帝内经》称不寐为"不得卧""目不瞑"。《素问·逆调论》记载有"胃不和则卧不安"。《中藏经》将惊悸不寐责之于心、肝、胆的功能失调，"虚则伤寒，寒则恐畏，头眩，不能独卧；实则伤热，热则惊悸，精神不守，卧起不宁"。汉代的张仲景则将其病因分为外感和内伤两类，如《伤寒论》栀子豉汤证："发汗后，水药不得入口为逆，若更发汗，必吐下不止。发汗、吐下后，虚烦不得眠，若剧者，必反覆颠倒，心中懊恼，栀子豉汤主之。"这是关于"烦躁焦虑导致不寐"的论述。张景岳则将不寐的病机分为有邪、无邪两种类型。且后世医家对"烦躁"进行了不同角度的发挥，刘完素主火热内郁，《素问玄机原病式》曰："躁扰，躁动烦热，扰乱而不宁，火之体也。热甚于外，则肢体躁扰，热甚于内，则神志躁动，反复颠倒，懊恼烦心，不得眠也。"李东垣则认为，烦躁之疾，病变主要在于心，其次其他四脏皆可影响到心而致烦，《东垣十书》曰："火入于肺则烦，火入于肾则躁……大抵烦躁者，皆心火为病。"明代李中梓对不寐的病机及治疗提出了卓有见识的论述，其认为不寐的原因不外气虚、阴虚、痰滞、水停、胃不和五端，并提出了各种证型的治疗方药，明代的戴元礼则以"年高人阳衰不寐"立论。清代冯兆张提出"壮年人肾阴强盛，则睡沉熟而长，老年人阴气衰弱，则睡轻微易知"。由此可见，不寐的病因与肾阴盛衰及阳虚有关。

【病因病机】

1. 不寐的基本病因病机　人之寤寐，由心神控制，而营卫阴阳的正常运作是保证心神调节寤寐的基础。失眠的病因虽多，但以情志、饮食或气血亏虚等内伤病因居多，由这些病因引起心、肝、胆、脾、胃、肾的气血失和，阴阳失调，其基本病机以心血虚、胆虚、脾虚、肾阴亏虚进而导致心失所养，或由心火偏亢、肝郁、痰热、胃失和降进而导致心神不安两方面为主。其病位在心，但与肝、胆、脾、胃、肾关系密切。其病理变化总属阳盛阴衰，阴阳失交。一是阴虚不能纳阳，二是阳盛不得入于阴。

2. 烦躁焦虑状态不寐的病机　形成不寐的原因很多，但所有致病因素的最终结果均是扰乱心神而引起阴阳失交，阳不入阴而导致不寐。而因于烦躁焦虑引起的不寐的病理途径可以表现在以下两个方面。

（1）火热亢盛，扰乱心神：烦躁焦虑日久，化生火热，火热上炎，心神被扰，故而不寐。胸中为心主所居之地，心属火恶热，心神为邪热所扰，故烦乱不安而不能入睡。最早的描述见于《伤寒论》曰："发汗后，水药不得入口为逆，若更发汗，必吐下不止。发汗、吐下后，虚烦不得眠，若剧者，必反覆颠倒，心中懊憹，栀子豉汤主之。"对于邪热内客烦躁失眠的病机，《医学心悟》有"风寒邪热传心，或暑热乘心，以致躁扰不安者，清之而神自定"之论。

（2）阴血亏虚，心神失养：烦躁焦虑日久不解，心血暗耗，阴津内亏，助动心火，而烦躁不寐。

总而言之，面对日益加快的生活节奏、激烈的竞争，人们的心理负担也随之加重，在这种状况下，烦躁焦虑致病因素也就相对显得更加突出。

【证候特点】

1. 不寐的基本证候特点　不寐临床主要表现为睡眠时间不足，睡眠深度不够，不能消除疲劳，恢复体力与精力。其中，睡眠时间不足者可表现为入睡困难，眠浅易醒，醒后不能再寐，严重者甚至彻夜不寐；睡眠深度不够者表现为夜间时醒时寐，寐而不酣，或夜寐梦多。因睡眠时间不足、睡眠深度不够及睡眠质量的下降，患者常表现为头晕、头痛、神疲乏力、心悸、健忘，严重者会导致烦躁、心神不宁等。

2. 烦躁焦虑状态不寐证候特点　不寐大体可由两个方面原因引起，一是因为生活、工作不良事件导致睡眠质量下降，二是患者本身对睡眠的害怕担忧，导致睡眠障碍。烦躁焦虑导致的失眠往往是长期的，短时间内很难改善，平素心胸狭窄，遇到难以解决的事情便萦绕心间，难以释怀，耗伤阴血，以致阴虚不能纳阳，表现为眠浅易醒；或夜寐增多，严重者则彻夜不寐，醒后疲劳明显，多伴有头晕、头痛、心悸、乏力。这与其他原因导致的失眠证候特点上有明显差别，因咳嗽、呕吐、腹满等其他病症导致的不寐多是暂时的，也会表现为睡眠时间及深度、质量的不够，醒后有一定的疲劳、乏力、心悸、健忘等症状，病理因素去除后，睡眠自然恢复正常，但因为长时间处于睡眠不足状态又会导致患者过度担心睡眠的质量，又会加重睡眠的不足，长此以往，则形成恶性循环。

【现代研究】

根据传统中医的体质理论，先天遗传、生活环境、情志因素等都是构成失眠类型的重要因素。失眠患者的内分泌系统明显改变。美国亚特兰大精神保健所的科学家对脑脊液进行了检查，结果显示了体质与情志的关系：脾气急、容易激动、富于挑衅心理的人，体内含去甲肾上腺素多，血清素含量少；与此相反，过于温和的人，体内含去甲肾上腺素少，而血清素多，而且认为可以用药物对血清素和去甲肾上腺素进行调节，使人精神健康，情志正常。

三、胸痹

【定义】

胸痹是指以胸部闷痛，甚则胸痛彻背，短气、喘息不得卧为主症的一种疾病，轻者仅感胸闷如窒，呼吸欠畅，重者则有胸痛，严重者心痛彻背，背痛彻心。

【历史沿革】

"胸痹"之名始于《黄帝内经》。该书关于胸痹仅有"肺大则多饮，善病胸痹"（《灵枢·本脏》）的记载，可以认为，当时胸痹是指与肺的功能有密切关系的胸部痹阻性疾病。汉代张仲景在《金匮要略·胸痹心痛短气病脉证治第九》对胸痹进行了较全面论述，该篇颇多记载了上焦阳虚、饮邪停聚而见的心、肺证候与方药。仲景虽继承《黄帝内经》胸痹之名，但其实则不止饮邪停肺，还包括胸闷胸痛的心系疾病在内。至晋代，《肘后备急方》所言"胸痹"则抛弃了肺系疾病的内涵，其云："胸痹之病，令人心中坚痞忽痛，肌中苦痹，绞急如刺。"反映了"胸痹"的主要临床症状为心胸疼痛。宋金元时期则进一步丰富了胸痹的理论，如《圣济总录·胸痹门》有"胸痛者，胸痹痛之类也……胸膺两乳间刺痛，甚则引背胛，或彻背臂"的症状描述。《太平圣惠方》将心痛、胸痹并列。在"治卒心痛诸方""治久心痛诸方""治胸痹诸方"等章节中搜集了诸多治疗本病的方剂。迨明清时期，对本病的认识有了进一步的提高，明代虞抟在《医学正传》中认为胸痹是指胃病，他认为除真心痛外，其余心胸疼痛皆为胃痛，并将胸痹的脉证亦纳入胃病中讨论。秦景明《症因脉治·痹症论·内伤痹症》云："胸痹之症，即胃痹也。胸前满闷，凝结不行，食入即痛，不得下咽，或时作呕。"因为食道在古代属膈、胃、胃口等，结合症状分析，这里所说的"胃"可理解为"食道"，其描述与西医学食道疾病的症状比较类似。王清任的《医林改错》则创制活血化瘀方剂，如血府逐瘀汤，为治疗胸痹开拓了思路。

【病因病机】

1.胸痹的基本病因病机　本病证的发生多与寒邪内侵、饮食失调、情志失节、劳倦内伤、年迈体虚等因素有关。主要病机为心脉痹阻，病位在心，涉及肝、肺、脾、肾等脏。心主血脉，肺主治节，两者相互协调，气血运行自畅。发作期以实证为主，主要是气滞、寒凝、痰浊、瘀血痹阻心脉。缓解期以虚证为主，主要是气血阴阳亏虚。

2.烦躁焦虑状态胸痹病的病机　诱发胸痹的因素很多，但是因于烦躁焦虑导致的胸痹的病理途径可以概括为：烦躁日久，化生火热，灼伤血络，心血瘀阻，心脉痹阻，不通则痛；烦躁日久，化火生热，耗气伤阴，心脉失养，不荣则痛；或情志不遂，烦躁焦虑，气机郁结，生痰生湿，痰湿阻络。

【证候特点】

1.胸痹的基本证候特点　胸痹以胸部闷痛为主症，患者多见膻中或心前区憋闷疼痛，甚则痛彻左肩背、咽喉、胃脘、左上臂内侧等部位，呈反复发作性，一般持续几秒到几十分钟，休息或用药后可缓解。常伴有心悸、气短、自汗，甚则喘息不得卧，严重者可见胸痛剧烈、持续不解、汗出肢冷、面色苍白、唇甲青紫、脉散乱或微细欲绝等危候，可发生猝死。本病多见于中年以上，常因操劳过度、抑郁恼怒、多饮暴食或气候变化而诱发，亦有无明显诱因或者安静时发病者。

2.烦躁焦虑状态胸痹的证候特点　心胸满闷，隐痛阵发，痛有定处，时欲太息，遇情志不遂时容易诱发或加重，或兼有脘部胀闷，得嗳气或矢气则舒，苔薄或薄腻，脉弦细。

根据临床证候特点，本病相当于西医学的冠心病、心绞痛，是一种常见病和多发病。其预后不佳，致残致死率高。随着社会的快速发展，生活节奏的不断加快，人们的精神压力在不断地加大，情志内伤就成为胸痹发生的一个越来越重要的病因，因此提高对情志因素致病的认识水平，在胸痹的预防以及治疗中有着重要的意义。

【现代研究】

现代相关研究表明，抑郁（症）、焦虑、社会应激事件、对病情发展的担心、对社会压力适应不良、生活事件的积累、身心因素、缺乏社会和家庭的支持等都是冠心病发生的心理因素。有研究显示，焦虑能显著增加女性患致命性心脏病的危险度，特别是心源性猝死的发生。长期焦虑、抑郁，使体内交感神经过度兴奋，冠状动脉收缩，血压上升，心肌负担加重；同时，人在长期处于不良情绪的状态下，免疫系统也会受损，抵抗力低下，机体整体功能下降。对于已经发生动脉粥样硬化的患者，由于应激而导致的生理上的改变会显著增加心肌缺血、冠状动脉血栓形成、心肌梗死等临床事件的易感性。

第二节　脑系病证

一、癫狂

【定义】

癫与狂都是精神失常的疾病，癫证以沉默痴呆、语无伦次、静而多喜为特征，狂证以喧扰不宁、躁妄打骂、动而多怒为特征，因二者在症状上不能截然分开，又能相互转化，故癫狂并称。

【历史沿革】

癫狂病名首见于《黄帝内经》，《素问·至真要大论》病机十九条则有"诸躁狂越，皆属于火"的立论，明确指出了火邪扰心可诱发本病。《灵枢·癫狂》载"狂言、惊、善笑、好歌乐、妄行不休者，得之大恐……狂者多食，善见鬼神，善笑而不发于外者，得之有所大喜"等明确了情志因素致病。《素问·脏气法时论》载："肝病者……令人善怒……善恐如人将捕之。"《素问玄机原病式·六气为病·热类》云："六欲七情，为道之患，属火故也……故经曰：战栗、惊惑、悲笑、谵妄歌唱、骂詈癫狂，皆为热也。故热甚癫狂者，皆此证也。"这是热邪致躁最终诱发癫狂的记载。而张从正则在《儒门事亲·九气感疾更相为治衍二十六》中对情志相胜疗法进行了系统总结："悲可以治怒，以怆恻苦楚之言感之；喜可以治悲，以谑浪亵狎之言娱之；恐可以治喜，以恐惧死亡之言怖之；怒可以治思，以污辱欺罔之言触之；思可以治恐，以虑彼志此之言夺之。"这是随《黄帝内经》情志相胜理论所致癫狂的进一步的发展，清代王清任在《医林改错·癫狂梦醒汤》中指出"癫狂……乃气血凝滞脑气"，开创了从瘀治疗癫狂之先河。

【病因病机】

1. 癫狂的基本病因病机 癫狂的发生与七情内伤、饮食失节、禀赋不足相关，损及心、脾、肝、胆、肾，导致脏腑功能失调和阴阳失衡，进而气滞、血瘀、痰结、郁火等，蒙蔽心窍或扰乱心神，神明逆乱，而引起神志异常。癫证以脏气不平，阴阳失调，神机逆乱为病机关键。狂证多是痰火瘀血闭塞心脑，阴阳失调，形神失控所致。

2. 烦躁焦虑状态癫狂的病机

（1）火盛煎灼，耗伤阴津：烦躁日久不解，耗伤心脾，生化乏源，气血俱虚，导致心神失养，发为癫证；心肝郁火，或阳明腑热久羁，耗伤津液，心肾失调，阴虚火旺，神明受扰，发为狂。

（2）痰瘀互结，蒙蔽清窍：患者烦躁焦虑日久，导致气郁化火，炼津灼痰，灼伤血络，痰瘀互结，神窍被塞，神明昏乱，烦躁、心绪不宁而发为癫狂。

【证候特点】

1.癫狂的基本证候特点　癫证是以精神失常为其各种证候的共有特征，以精神抑郁、表情淡漠、沉默痴呆、语无伦次、静而少动、喃喃自喜、不知秽洁、不知羞耻为特征。发病一般较慢，部分患者可有晨重晚轻的节律变化，常伴有失眠、纳差、便秘等症状。狂证是以动而多怒、兴奋性精神失常为证候特征，常以喧扰不宁、躁妄骂詈、不避亲疏、逾垣上屋、登高而歌、弃衣而走、甚至持刀杀人等凶狂之象为主。

2.烦躁焦虑状态癫狂的证候特点　癫狂多由五志过极、七情内伤所致。恼怒惊恐，损伤肝肾；或喜怒无常，心阴亏耗，肝肾阴液不足，水失濡润，屈而不伸，则默默寡言，痴呆，语无伦次；或心阴不足，心火暴张，则狂言狂语，骂詈不休，逾垣上屋；或所欲不遂，思虑过度，损伤心脾，心虚则神耗，脾虚则不能生化气血，心神失养，神无所主；或脾胃阴伤，胃热炽盛，则心肝之火上扰，神明逆乱，如此等等，都能发为癫狂。在脉象上表现为谐振波的杂乱。癫狂多有家族史，可发于不同年龄、不同性别，但以青壮年女性为多。

【现代研究】

康复期精神分裂症患者随着自知力的逐步恢复，精神病症状的缓解，大部分不再满足单调的住院生活，迫切希望回归家庭、社会，加上各种心理因素的干扰，如婚姻、生育、前途、同事关系、药物副作用、担心被歧视等，常产生焦虑情绪，如不及时引导，极易发生意外情况。焦虑是一种负性情绪，不利于患者的身心健康，康复期精神分裂症患者如伴焦虑症状，轻则影响其康复，重则产生意外情绪。可见，在精神分裂症康复期患者焦虑情绪的调适过程中，辅以认知治疗有助于患者的早日康复。

二、中风

【定义】

中风又名卒中，因本病起病急骤、证见多端、变化迅速，与风性善行

数变的特征相似，故以中风名之。本病是以猝然昏仆、不省人事，伴口眼
㖞斜、半身不遂、语言不利或不经昏仆而仅以㖞僻不遂为主症的一种疾病。
根据脑髓神机受损程度的不同，有中经络、中脏腑之分。

【历史沿革】

《黄帝内经》虽没有明确提出中风病名，但所记述的大厥、薄厥、仆击、
偏枯、风痱等病证，与中风病在卒中昏迷期和后遗症期的一些临床表现相似。
对本病的病因病机也有一定认识，如《灵枢·刺节真邪》曰："虚邪偏客
于身半，其入深，内居营卫，营卫稍衰，则真气去，邪气独留，发为偏枯。"
此外，还认识到本病的发生与个人的体质、饮食、精神刺激等有关，仲景在《伤
寒论·辨太阳病脉证并治上第五》中论述"太阳病，发热汗出，恶风，脉
缓者，名为中风"，首次将中风作为病证名称论述，但所指的是感受风邪
的外感病症。《金匮要略·中风历节病脉证并治第五》中载："夫风之为病，
当半身不遂，或但臂不遂者，此为痹，脉微而数，中风使然。"认为半身
不遂等症状是由中风所引起，这也是中风病名之渊源。宋之前，中风病并
没有独立命名，多以症状表现或病因病机等角度命名，如薄厥、煎厥、大厥、
偏风、偏枯等。陈无择首次将中风病称为中风，作为独立的病证名称论述，
中风病正式有了其独立病证名——中风。明清时期，由于元末王履从病因
学角度将中风病分为真中、类中，从而引发了明清时期"真中、类中"之
争，明代张景岳创"非风"之说，提出"内伤积损"是导致本病的根本原因。
明代李中梓又将中风病明确分为闭、脱二证，仍为现在临床所应用。清代
医家王清任指出中风半身不遂、偏身麻木是由于"气虚血瘀"所致，立补
阳还五汤治疗偏瘫，迄今为止一直沿用。

【病因病机】

1. 中风的基本病因病机　由于脏腑功能失调，气血素虚或痰浊、瘀血
内生，加之劳倦内伤、忧思恼怒、饮酒饱食、用力过度、气候骤变等诱因，
而致瘀血阻滞、痰热内蕴，或阳化风动、血随气逆，导致脑脉痹阻或血溢脉外，
引起昏仆不遂，发为中风。其病机有虚（阴虚、气虚）、火（肝火、心火）、
风（肝风）、痰（风痰、湿痰）、气（气逆）、血（血瘀）六端，此六端

多在一定条件下相互影响，相互作用。基本病机总属阴阳失调，气血逆乱。其病位主要在心脑，与肝肾密切相关。病理性质多属本虚标实，肝肾阴虚、气血衰少为致病之本，风、火、痰、气、瘀为发病之标，两者可互为因果。

2. 烦躁焦虑状态中风病机　《素问玄机原病式·火类》说："多因喜、怒、思、悲、恐之五志，有所过极，而卒中者，由五志过极皆为热甚故也。"《医经溯洄集·中风辨》云："东垣曰：中风者……或因忧喜忿怒伤其气者，多有此疾。"乃《素问·生气通天论》云："阳气者，大怒则形气绝，而血菀于上，使人薄厥。"以上皆从病因病机方面阐明了情志异常是中风发生的明显诱因，认为大怒则"气上"，气机逆乱，气血上逆，血液郁积于上而致中风形成；烦躁焦虑日久导致气机郁结，血脉不畅，瘀血阻络，脉络闭阻而致中风形成。反之，精神愉快，情志畅达，则能大大减低中风的发病率，即"精神内守，病安从来"。

【证候特点】

1. 中风的基本证候特点　中风临床主症可见突然昏仆，不省人事，半身不遂，言语謇涩或不语，口舌歪斜等。次症见头痛、眩晕、呕吐、二便失禁或不通、烦躁、抽搐、痰多、呃逆等，发病之前多有头晕、头痛、肢体麻木等先兆症状。

2. 烦躁焦虑状态中风证候特点　多由情志刺激、劳累过度等诱发，发作时可见突然昏仆，兼有半身不遂、口眼㖞斜、言语不利或失语。有因食积者，可见头昏沉、腹胀等，脉象可见滑、凸、短，与周围组织模糊；有因于气滞者，可见心胸憋闷、腹部压痛等。脉象上，左关部可见烦躁焦虑谐振波，频率较快，波幅宽大，日久者可泛化至右手整体三部。

【现代研究】

相关研究表明，不良情志刺激可使血糖增高，体内血液中的各类物质比例异常，如血小板黏附性和聚集性增强，又容易形成动脉粥样硬化，促成脑血管意外。经过反复研究证实，一切忧愁、愤怒、悲伤、烦躁焦虑等不良刺激和精神紧张，都可引起高级神经活动紊乱，交感神经兴奋性增高，大脑皮质及丘脑下部兴奋，促使去甲肾上腺素、肾上腺素及儿茶酚胺等血管活性物质分泌增加，使心跳加快，全身血管收缩，血压升高，使已经变硬变脆的动脉内压力增大，容易在薄弱处发生破裂，从而发生脑卒中。高血压作为脑血管病重要的危险因素，其发病与心理状态有密切关系，烦躁焦虑状态的人发生脑血管病者要比一般人高得多。

三、头痛

【定义】

头痛是临床上常见的自觉症状，可单独出现，亦可出现于多种急慢性疾病之中。早在《素问·平人气象论》等篇就有记述。凡前额、两太阳穴、两颞部、后枕、巅顶各部之疼痛统称头痛。

【历史沿革】

头痛一名最早见于长沙马王堆汉墓帛书中的《阴阳十一脉灸经》："钜阳脉……目内廉。是动则病：潼（肿），头痛……其所产病：头痛。"在此后历代的各种医籍中，出现了许多相关的病名。汉代司马迁《史记·扁鹊仓公列传》即有淳于意治疗头痛医案的记述。在《素问·风论》中称之为"首风""脑风"，阐述了"首风"与"脑风"的临床表现，提出导致头痛的主要病因为外感与内伤。《神农本草经》则记录了用于治疗头痛的药物。张仲景则在《伤寒论》中论述了太阳、阳明、少阳、厥阴病头痛的见症，列举了治疗不同头痛的方药，如厥阴头痛："干呕，吐涎沫，头痛者，吴茱萸汤主之。"晋代皇甫谧《针灸甲乙经》是现存最早、内容较完整的针灸专书，其中列专篇论述了头痛的针灸治疗。金元四大家的李东垣在《东垣十书》里面将头痛分为外感头痛和内伤头痛。明代孙志宏《简明医彀》分析了头痛的内、外病因以及头痛的分型和各型头痛的辨证特点。例如，"夫头痛之证，内成者因气血痰饮、七情抑郁，外感者因风寒暑湿，诸邪致伤，然属风火居多。"明代张景岳在《景岳全书》中论述了头痛的表里、阴阳辨证及证候特点。"头痛者，邪居阳分，身痛者，邪在诸经。前后左右，阴阳可辨，有热无热，内外可分，但属表邪，可散之而愈也。"清代医家王清任则大倡瘀血之说，使头痛的理论趋于完善。清代周魁在《温证指归》

中则论述了温病头痛的辨证要点："温病头痛，乃热邪上干清阳，故头痛，面必赤，神必烦，舌必红，脉必数。"

【病因病机】

1. 头痛的基本病因病机　头为诸阳之会，清阳之腑。五脏精华之血，六腑清阳之气，皆上注于头，平人则气血充盈，阴阳升降，外无非时之气，焉有头痛。若六淫之邪外袭，循经上干或直犯清空，或痰浊、瘀血痹阻，使经脉壅阻；或气虚清阳不升，血虚经脉失养；或肾阴不足，肝阳偏亢等均可致头痛。其因虽多，但总不离外感、内伤两类。外感头痛多为外邪上扰清空，壅滞经络，络脉不通，头为诸阳之会，手足三阳经皆上循头面，所谓"伤于风者，上先受之""高巅之上，惟风可到"，外感头痛以风邪为主，可兼夹他邪。脑为髓海，依赖于肝肾精血和脾胃精微物质的充养，故内伤头痛的病机多与肝、脾、肾三脏的功能失调有关。

2. 烦躁焦虑状态头痛的病机　烦躁焦虑日久不舒，进而化火生热，耗伤阴血，肝肾亏虚，精血不能上承，故可引发头痛，即"不荣则痛"；烦躁焦虑引发气血运行失和，津血同源，相互化生，血瘀日久必会影响津液的运行，阻滞气机，影响脏腑气机的升降，并阻碍气血的运行，阻塞脉络，使气血运行不畅，脉络瘀阻不通而致头痛，即"不通则痛"。

【证候特点】

1. 头痛的基本证候特点　以头部疼痛为主要临床表现。头痛部位可发生在前额、两颞、巅顶、枕项或全头部。疼痛的性质可为跳痛、刺痛、胀痛、灼痛、重痛、空痛、隐痛、昏痛。外感头痛者多有起居不慎，感受外邪的病史；内伤头痛常有饮食、劳倦、房事不节、病后体虚等病史。

2. 烦躁焦虑状态头痛的证候特点　头昏胀痛或灼痛有跳动感，烦躁焦虑，易怒，夜寐不安，面红口苦，或兼胁痛，舌红苔黄，脉弦数。整体脉象表现为上、粗、高、疾、数、驰，指下有麻涩感。烦躁气逆故脉上、躁动不定、气郁生热致脉管扩张，心脏搏出量大则脉粗、脉势高；热迫血流则脉疾、数、驰；麻涩感是因烦躁焦虑应激状态下而脉搏高频谐振波杂乱增多。

【现代研究】

慢性非器质性头痛是临床上比较多见且难以治疗的功能性疾病,常伴随抑郁焦虑症状,而且头痛也是抑郁障碍或焦虑症患者最常见的躯体症状,患者会长期受到头痛的折磨和困扰。焦虑与抑郁相关性调查结果显示:有焦虑症状的头痛患者出现抑郁障碍的概率高于没有焦虑症状的头痛患者,有抑郁障碍的头痛患者出现焦虑症状的概率亦高于没有抑郁障碍状的头痛患者;相关文献也曾报道过许多类型的头痛,如紧张型头痛、偏头痛等,本身发病就与焦虑、抑郁等因素有关。因此,头痛与焦虑、抑郁障碍相关的原因可能有共同的潜在的病因学因素,发病机制上互为因果。及时发现这种共病状态,可使患者获得更有效的治疗,减少就诊次数,缩短病程。因此,在临床中对于一般治疗效果不佳的慢性非器质性头痛患者应进行焦虑抑郁测评,及早发现、及早干预,才能提高疗效。

四、眩晕

【定义】

眩是眼花,晕是指头晕甚或感觉自身或外界景物旋转。二者常同时并见,故统称为"眩晕"。轻者闭目即止;重者如坐车船,旋转不定,不能站立,或伴有恶心、呕吐、汗出,甚则昏倒等症状。

【历史沿革】

眩晕的记载最早见于《黄帝内经》,称其为"眩冒"。《素问·至真要大论》曰:"诸风掉眩,皆属于肝。"《灵枢·卫气》谓"上虚则眩。"《灵枢·大惑论》曰:"故邪中于项,因逢其身之虚……入于脑则脑转,脑转则引目系急,目系急则目眩以转矣。"《素问·六元正纪大论》云:"木郁之发……甚则耳鸣眩转。"张仲景认为痰饮是眩晕的重要致病因素,《金匮要略·痰饮咳嗽病脉证并治第十二》曰:"心下有支饮,其人苦冒眩,泽泻汤主之。"金元时期,刘完素主张眩晕的病机应从风火立论,《素问玄机原病式·五运主病》中言:"所谓风气甚,而头目眩运者,由风木旺,必是金衰不能制木,而木复生火,风火皆属阳,多为兼化,阳主乎动,两动相搏，则为之旋转。"《丹溪心法·头眩》则强调"无痰不作眩"，提出了"痰水致眩"学说。张景岳提出了"无虚不作眩"，张景岳《质疑录》论"无痰不作眩"时曰："眩者，头晕也。眼有黑花，如立舟车之上，而旋转者是也。"这一解释明确了"眩"代表眩晕之义，代表了《黄帝内经》之后许多医家的思想。而其又在《景岳全书·眩运》篇中指出"眩运一证，虚者居其八九，而兼火兼痰者，不过十中一二耳"，说明了眩晕的主要病因。龚廷贤《万病回春》也说："大凡头眩者，痰也。"与朱震亨"无痰不作眩"的理论是一致的。《医学正传·眩运》篇中指出"大抵人肥白而作眩者，治宜清痰降火为先"，提出眩晕的治疗要区分不同的体质。清代医家充分认识到眩晕发作时患者的痛苦及眩晕可发展为中风的不良预后。因此，创立了预防眩晕的方药"防眩汤"，并注明该方"专治气血之虚，不治头目之晕"，重点在于预防眩晕的发生。

【病因病机】

1.眩晕的基本病因病机　眩晕的病因主要有情志、饮食、体虚年高、跌仆外伤等方面。其病性有虚实两端，属虚者居多，如阴虚易肝风内动，血虚则脑失所养，精亏则髓海不足，均可导致眩晕。属实者多由于痰浊壅遏，或化火上蒙，而形成眩晕。基本病机为虚者为髓海不足，或气血亏虚，清窍失养；实者为风、火、痰、瘀扰乱清窍。

2.烦躁焦虑状态眩晕的病机　烦躁焦虑引发的眩晕的病理途径可以概括为以下几点：情绪烦躁焦虑，日久不解，化生火热，肝火炽盛，上扰清窍，可出现眩晕；或化火生热的同时，火热燔灼，灼伤血络，瘀血蒙蔽清窍；或烦躁日久，酿痰生湿，痰蒙清窍，也会出现眩晕。

【证候特点】

1.眩晕的基本证候特点　头晕目眩，视物旋转，轻者闭目即止，重者如坐车船，甚则仆倒。严重者可伴有头痛、项强、恶心呕吐、眼球震颤、耳鸣耳聋、汗出、面色苍白等表现。多有情志不遂、年高体虚、饮食不节、跌仆损伤等病史。

2.烦躁焦虑状态眩晕的证候特点　眩晕，耳鸣，头目胀痛或灼热疼痛，口苦，失眠多梦，遇烦躁焦虑、劳累、恼怒而加重，甚则仆倒，颜面潮红，急躁易怒，肢麻震颤，舌红苔黄，脉弦或数。

由此可见，眩晕是临床常见症状，可见于西医的多种疾病，如头晕（慢性主观性头晕）、梅尼埃病、高血压、低血压、脑动脉硬化、椎基底动脉供血不足、贫血、神经衰弱等。

【现代研究】

现代研究表明，焦虑与慢性主观性头晕密切相关。慢性主观性头晕指一种慢性非旋转性头晕或主观不稳感，患者对运动刺激高度敏感，对复杂视觉刺激或精细视觉任务耐受性差，不伴有活动性前庭功能障碍。这些症状由躯体或精神疾病（如前庭危象或惊恐发作）所诱发，但在诱发事件缓解后头晕和不稳感仍持续存在。易患因素包括焦虑人格（神经质或恐惧焦虑气质）和既往有前庭受累的情况。焦虑是慢性主观性头晕精神生理模型的核心内容。慢性头晕潜在病理生理过程与人类自身的威胁反应系统和焦虑气质有关。

第三节 脾胃系病证

一、胃痛

【定义】

胃痛又称胃脘痛，是以上腹胃脘部近心窝处经常发生疼痛为主症的病证。

【历史沿革】

有关胃痛的记载最早见于《黄帝内经》。《素问·六元正纪大论》谓："木郁之发……民病胃脘当心而痛。"《外台秘要·心痛方》说："足阳明为胃之经，气虚逆乘心而痛，其状腹胀归于心而痛甚，谓之胃心痛也。"这里的心痛是指胃痛。至金元时期，胃痛被单独列出，如《兰室秘藏·卷二》立"胃脘痛"一门，论其病机，则多系饮食劳倦而致脾胃之虚，又为寒邪所伤导致。论其治法，大旨不外益气、温中、理气、和胃等。《丹溪心法·心脾痛》谓："大凡心膈之痛，须分新久。若明知身受寒气，口吃寒物而得病者，于初得之时，当与温散或温利之药。若曰病得之稍久则成郁，久郁则蒸热，热久必生火……"胃痛亦有属热之说，至丹溪而畅明。至于胃痛与心痛的混淆，历来分辨不清、不全面，至明代，医家们方明确关注，如明代王肯堂《证治准绳·心痛胃脘痛》中写道："或问：丹溪言心痛即胃脘痛，然乎？曰：心与胃各一脏，其病形不同，因胃脘痛处在心下，故有当心而痛之名，岂胃脘痛即心痛者哉。"其后张景岳在《景岳全书·心腹痛》里对胃痛的病因病机、辨证论治进行了较为系统的总结。明代秦景明也提出了七情所致之胃痛，《症因脉治·胃脘痛论·内伤胃脘痛》："七情六欲之火，时动于中，膏粱炙煿之热，日积于内，热久成燥，积热之痛作矣……怒则气上，思则气结，忧思日积，气不宣行，则气滞而成痛。"清代沈金鳌在《杂病源流犀浊·胃病源流》篇云："胃痛，邪干胃脘病也。胃禀冲和之气，多气多血，壮者邪不能干，虚则着而为病，偏寒偏热，水停食积，皆与真气相搏而痛。惟肝气相乘为尤甚，以木性暴，且正克也。"该医家指出胃痛为肝气犯胃所致。这是对胃痛情志致病认识的一个重大贡献，也为后来临床胃痛的辨证论治指明了方向。

【病因病机】

1. 基本病因病机　导致胃痛的原因有久病体虚、饮食劳倦、七情失调、感受风寒湿邪等。基本病机为胃气阻滞，胃络瘀阻，胃失所养，不通则痛或不荣则痛。胃痛早期多由外邪、饮食、情志等所致，即"不通则痛"；后期常常因脾胃虚弱致病，往往虚实夹杂，《临证指南医案·胃脘痛》早已有关于这种病机的论述"胃痛久而屡发，必有凝痰聚瘀"，即"不荣则痛"。本病的病位在胃，与肝、脾关系密切，也与胆、肾有关。

2. 烦躁焦虑状态胃脘痛的病机　在诸多导致胃痛的因素中，由于烦躁焦虑情绪引起的胃痛的主要病理途径可以概括为以下两个方面。

（1）气机失常，胃气壅滞：若烦躁恼怒，则气机失调，郁滞伤肝，横逆犯胃，故发生疼痛；或烦躁焦虑日久不能疏解，化火生热，灼伤血络，瘀血阻滞胃络，也会发生胃痛，此为"不通则痛"。

（2）日久伤阴，胃失所养：若素体不足，加之过度烦躁焦虑，日久不解，均可引起化火伤阴，导致脾胃虚弱，胃阴亏虚，胃失濡养，胃脘枯槁，不荣而痛。

【证候特点】

1.胃痛的基本证候特点　疼痛的部位在上腹部胃脘处，俗称心窝部。其疼痛的性质为胀痛、隐痛、刺痛、灼痛、绞痛等，其中尤以胀痛、隐痛、刺痛常见。可有压痛，喜揉喜按或疼痛拒按，但无反跳痛。疼痛时常伴食欲不振，恶心呕吐，胃中嘈杂，嗳腐吞酸等症状。其痛常因寒暖失宜，饮食失节，情志不舒，劳累等诱因而发作或加重。

2.烦躁焦虑状态胃痛证候特点　烦躁焦虑状态导致的胃痛部位较弥漫，疼痛常连及心胸，以隐痛或胀痛为主，痛可连及肩背部，按其心俞疼痛感剧烈，疼痛多呈持续性，按之其痛可有减轻，情绪激动、遇事着急时疼痛明显加重。

根据临床证候特点，本病可相当于西医学的急慢性胃炎、胃溃疡、十二指肠溃疡、功能性消化不良、胃黏膜脱垂等以上腹部疼痛为主要症状的疾病，均属于中医学"胃痛"的范畴。

【现代研究】

相关研究表明，情绪抑郁和焦虑导致的慢性胃炎以及由慢性胃炎引起的情绪抑郁和焦虑的发病机制主要与神经、内分泌及免疫失衡有关。在过度的精神刺激、忧郁、烦躁及其他精神因素的反复作用下，强烈的病理性冲动不断传入大脑皮质，使皮质兴奋与抑制之间的平衡遭到破坏，皮质功能弱化，引起自主神经功能紊乱，致使胃出现各种病理改变，如胃壁血管痉挛性收缩、胃黏膜形成缺血区、胃腺分泌异常等，长期的失调则日渐发展成器质性病变。不良情绪因素的不断刺激先引起神经内分泌系统的改变，继则引起胃细胞组织的病理性变化，最后导致胃结构功能的改变，层级结构非常鲜明，层层相干、层层有新质突现，而且慢性胃炎长期反复发作，亦常常引起患者的情绪抑郁或焦虑，又进一步影响病情的恢复。

二、泄泻

【定义】

泄泻是指以排便次数增多，粪便稀溏或完谷不化，甚至泻出如水样为主症的病证。前贤以大便溏薄而势缓者为泄，大便清稀如水而势急者为泻，现临床一般统称为泄泻。本病一年四季均可发生，但以夏秋两季较为多见。

【历史沿革】

本病首载于《黄帝内经》，《素问·气交变大论》中有"鹜溏""飧泄""注下"等病名，《黄帝内经》对泄泻病因病机有较完整的阐述，为后世医家对该病的诊治奠定了良好的理论基础。从外邪而论，分寒、风、热、湿；从脏腑角度，"五脏"统论，强调脾胃、大小肠与泄泻关系。此外，还从饮食、情志立论，分析泄泻病因病机。《黄帝内经》中另有从五运六气变化的角度认识泄泻的内容，如《灵枢·百病始生》云："多寒则肠鸣飧泄，食不化。"《素问·风论》云："久风入中，则为肠风飧泄。"《素问·太阴阳明论》云："湿盛则濡泄。"这些文献指出风、寒、湿皆可致泻。《灵枢·师传》中"肠中热，则出黄如糜……肠中寒，则肠鸣飧泄；胃中寒，肠中热，则胀而且泄"为后世认识本病奠定了基础。宋代是泄泻病名认识发展的转折时期，在此之前，医家多是泄痢混谈，而自宋代开始，始有"泄泻"之名。陈言在《三因极一病证方论·泄泻叙论》中提出："喜则散，怒则激，忧则聚，惊则动，脏气隔绝，精神夺散，以致溏泄。"提出了情志也可致泄泻。李中梓在《医宗必读·泄泻》中提出了治泻九法，即淡渗、升提、清凉、疏利、甘缓、酸收、燥脾、温肾、固涩，全面系统地论述了泄泻的治法，成为泄泻治疗学上的里程碑。

【病因病机】

1. 泄泻的基本病因病机　泄泻的病因，有感受外邪、饮食所伤、情志不调、禀赋不足及久病脏腑虚弱等，主要病机是脾病湿盛，脾胃运化功能失常，肠道分清泌浊、传导功能失司。本病病位在肠，主病之脏属脾，同时与肝肾关系密切。脾主运化，喜燥恶湿，大小肠司泌浊、传导，若脾运失职，小肠无以分清泌浊，则发生泄泻。正如《景岳全书·泄泻》中指出："若饮食失节，起居不时，以致脾胃受伤，则水反为湿，谷反为滞，精华之气不能输化，乃至合污下降而泻痢作矣。"急性泄泻，经及时治疗多数可在短期内痊愈，有少数患者暴泄不止，损气伤津耗液，可成痉、厥、闭、脱等危证。

2. 烦躁焦虑状态泄泻的病机

（1）烦躁焦虑不解，日久化火伤阴，引起脾胃虚弱，脾失健运，化生痰湿，影响胃肠气机运行，诱发泄泻。

（2）气机郁结，中焦失运。烦躁焦虑致气机升降失职，脾运失司，水湿泛滥，即《医宗必读》所谓"无湿不成泻"。小肠无以分清泌浊，则发生泄泻。故《杂病源流犀烛·泄泻源流》说："湿盛则飧泄，乃独由于湿耳。不知风寒热虚，虽皆能为病，苟脾强无湿，四者均不得而干之，何自成泄？是泄虽有风寒热虚之不同，要未有不原于湿者也。"

【证候特点】

1. 泄泻的基本证候特点　临床可见大便次数增多，每日三五次以至十数次以上，泻下急迫，粪质稀溏，甚则如水样，或完谷不化，或时溏时泻，常伴纳呆，脘腹胀满，腹痛肠鸣，泻后痛减。起病或缓或急，常有反复发作史。

2. 烦躁焦虑状态泄泻证候特点　起病或缓或急，时发时止。常因外感寒热湿邪，内伤饮食，情志失调，劳倦失宜，脏腑功能失调等诱发或加重。临床每因情志抑郁恼怒或情绪紧张而发，泻下急迫，大便次数增多，粪质稀薄，甚至泻出如水样，或时溏时泻，日久致脾肾阳虚，可见五更泻，常伴纳差、腹胀、形寒肢冷、腰膝酸软等症状。肝郁乘脾日久在脉象上可见尺脉的滑、热、疾。

总之，泄泻可见于多种疾病，然根据本病的证候特点，凡属消化器官发生功能或器质性病变导致的腹泻，如急性肠炎、肠易激综合征、吸收不良综合征、肠道肿瘤、肠结核、情绪性腹泻等，均可按照中医的泄泻辨证论治。

【现代研究】

情绪性腹泻是由于心理压力或情绪紧张，引起肠道运动和分泌吸收功能紊乱的综合征，又称结肠性神经症。情绪性腹泻通常是在精神因素的作用下，如学习或工作过度紧张、焦虑抑郁、恐惧等，干扰了高级神经系统的正常活动，造成神经兴奋或抑制过程紊乱，引起胃肠功能障碍。主要表现为：腹痛，腹泻，肠鸣，常伴有失眠、手心出汗、食欲不振、厌食等症状，但做医疗检查，并无器质性病变，这也为情志干预治疗泄泻提供了新思路。

第四节　肝胆系病证

胁痛

【定义】

胁痛是以一侧或两侧胁肋部疼痛为主要表现的病证，也是临床比较多见的一种自觉症状。胁，指侧胸部，为腋以下至第十二肋骨部的总称。

【历史沿革】

胁痛的记载最早见于《黄帝内经》，《素问·脏气法时论》曰："肝病者，两胁下痛引少腹，令人善怒。"《灵枢·经脉》云："胆足少阳之脉……是动则病口苦，善太息，心胁痛不能转侧。"这里明确指出了本病的发生主要与肝胆病变相关。许叔微在《普济本事方》中提出悲哀、烦恼、惊恐导致肝气损伤而引起胁痛："治悲哀烦恼伤肝气，至两胁骨疼，筋脉紧急，腰脚重滞，两股筋急，两胁牵痛，四肢不能举，渐至脊膂挛急。此药大治胁痛，枳壳煮散。"王硕在《易简方》中提出妇人因性情所引起的胁痛："妇人被性所苦，胸膈痞疼，胁肋刺痛，小便急疼，加木香、枳壳。""被性所苦"

显系情志不舒，应为七情之忧思。陈自明在《妇人大全良方·调经论·月经序论第一》中提出怒极伤肝后导致胁痛："若怒极则伤肝，而有眼晕、胁痛、呕血、瘰疬、痈疡之病。"把引起胁痛的情志因素具体到七情中的"怒"。张从正在《儒门事亲》中记载有惊恐胁痛的病案："洛阳孙伯英，因诬狱，妻子被系，逃于故人，是夜觉胃胁痛，托故人求药。故人曰：有名医张戴人适在焉，当与公同往。时戴人宿酒未醒，强呼之，故人曰：吾有一亲人病，欲求诊。戴人隔窗望见伯英曰：此公伏大惊恐。故人曰：何以知之？戴人曰：面青脱色，胆受怖也。后会赦乃出，方告戴人。"这些均是情志致胁痛的记载，丰富了中医对胁痛病因病机的认识。

【病因病机】

1.胁痛的基本病因病机　《素问·热论》曰："三日少阳受之，少阳主胆，其脉循胁络于耳，故胸胁痛而耳聋。"胁痛主要责之于肝胆，且与脾、胃、肾相关。胁痛的基本病机为肝络失和，因于气滞、血瘀、湿热蕴结致肝胆疏泄不利所致胁痛多属实证，为"不通则痛"；因于阴血不足、肝络失养，多属虚证，为"不荣则痛"。病机转化较为复杂，既可由实转虚，又可由虚转实，而成虚实并见之证，因而胁痛既可气滞及血而发，又可由血瘀阻气而病，最后气血同病。肝乃将军之官，主调畅气机，若情志内伤，如郁闷伤肝或烦躁焦虑，日久肝胆气机壅滞,疏泄失调，经气郁结而导致胁痛。《灵枢·邪气脏腑病形》云："若有所大怒，气上而不下，积于胁下而伤肝。"《济生方·胁痛评治》云："夫胁痛之病……多因疲极、嗔怒、悲哀、烦恼、谋虑、惊扰，致伤肝脏，肝脏既伤，积气攻注，攻于左则左胁痛，攻于右则右胁痛，移逆两胁则两胁俱痛。"

2.烦躁焦虑状态胁痛的病机　烦躁焦虑日久，气机升降出入失常，可致肝失调达，疏泄不利，气阻络痹，痹阻于胁下，导致胁痛。其主要病位在肝、脾。分而言之,由于烦躁焦虑导致的胁痛从病理途径上主要有以下两个方面。

（1）气郁日久，化生火热：脾胃居中焦，为气机升降的枢纽，烦躁焦虑日久，气机升降出入失常，损失脾胃，脾失健运，生湿蕴热，内外之湿热，均可蕴结于肝胆，导致肝胆疏泄不利，气机阻滞，不通则痛，而成胁痛。《素问·刺热》说："肝热病者……胁满痛。"

（2）阴津亏耗，经络失养：烦躁焦虑日久不遂，化火伤阴，肝阴不足，络脉失养，不荣则痛。正如《金匮翼·胁痛统论》所说："肝虚者，肝阴虚也，阴虚则脉细急，肝之脉贯膈布胁肋，阴虚血燥则经脉失养而痛。"虚证胁痛兼以情志失调，或重感湿热之邪，也可转化为阴虚气滞，或阴虚湿热之虚实并见证。若失治误治，久延不愈，个别病例也可演变为积聚，甚者转为臌胀重证。

【证候特点】

1.胁痛的基本证候特点　胁痛可以表现为刺痛、胀痛、灼痛、隐痛、钝痛等不同特点，临床以胀痛为主。若疼痛走窜不定，因情志变化而增减，胸闷而胀，纳呆，呃逆嗳气，苔薄，脉弦，为气机郁结；如胁痛以刺痛为主，痛有定处，入夜更甚，胁下或见痞块，舌紫暗，脉沉涩或者结代，为瘀血停滞；如胁痛伴有恶心呕吐、口苦、舌红、苔黄腻、脉弦滑数，为湿热内郁。

2.烦躁焦虑状态胁痛证候特点　烦躁焦虑状态胁痛多以胸胁胀痛或灼痛、热感明显、满闷气短为特点，情绪波动时加重，与时间及体位关系不大，太息及嗳气后胁痛可有不同程度的减轻。这与瘀血、痰饮等直接导致的胁痛证候特点有明显差别：瘀血停着胸胁导致的胁痛多以刺痛为主，夜甚，部位固定，揉按胸胁时可见硬块为特点；因痰饮停聚胸胁而致的胁痛多以钝痛为主，甚至仅有隐隐作痛但伴有憋闷不舒感，或痰浊日久化火伤阴而导致胁肋部灼痛，因体位变换胁痛可有轻重不同，常伴有咳吐痰涎、色黄难咳、胸部满闷不舒、双肺部听诊有呼吸音粗等特点。

根据证候特点，本病可见于西医学的多种疾病之中，如急慢性肝炎、胆囊炎、胆系结石、胆道蛔虫病、肋间神经痛等。

【现代研究】

慢性胆囊炎患者病情的发生发展过程与情绪的稳定性有显著的关系，情绪的明显波动是导致该病复发的十分常见的临床现象。研究结果显示：慢性胆囊炎患者倾向于外向情绪不稳定型个性特质，其特点为热情合群，但情绪容易激动，易生烦恼，对挫折的容忍度偏低；慢性胆囊炎患者心理健康水平普遍较为低下，表现为躯体化，强迫，人际关系敏感，抑郁，焦虑，敌对，恐怖，偏执，精神病性症状，如这些症状显著而持续存在，必然导致神经—内分泌—免疫系统的病理改变，易于导致肝脏的胆汁分泌、胆囊的收缩功能紊乱，促使胆囊发生炎症。慢性胆囊炎引起的胁痛在预防和治疗中，除考虑对躯体的干预措施外，还应实施心理健康保健计划，即将药物治疗和心理治疗均纳入综合干预策略之中，以期取得更为完善的治疗效果。

第五节　肾系病证

一、淋证

【定义】

淋证是指以小便频数短涩，滴沥赤痛，欲出未尽，小腹拘急或痛引腰腹为主要临床表现的一类病证。

【历史沿革】

淋之名称，始见于《黄帝内经》，《素问·六元正纪大论》称为"淋闷"，并有"甚则淋""其病淋"等的记载。如《金匮要略》曰："淋之为病，小便如粟状，少腹弦急，痛引脐中。"张仲景认为淋证主要脏腑在肝、脾。因土虚木乘，这里已经认识到情志因素对淋证的重要诱发作用。隋代巢元方《诸病源候论·淋病诸候》曰："诸淋者，由肾虚而膀胱热故也。"认为本病与肾、膀胱有关，因湿热蕴结膀胱，煎熬日久，膀胱气化不利，肾虚不能制约，故小便频数，淋沥不尽。又云："若饮食不节，喜怒不时，虚实不调，则腑脏不和，致肾虚而膀胱热也……肾虚则小便数，膀胱热则水下涩，数而且涩，则淋沥不宣，故谓之为淋。"并把淋证分为石、劳、气、血、膏、寒、热七种，而以"诸淋"统之。巢氏这种以"肾虚"为本、以"膀胱热"为标的病机理论，为后世医家奠定了理论基础。唐代王焘的《外台秘要》认为本病病因以肾虚为主。金元时期的刘元素在《素问玄机原病式》曰："淋，小便涩痛也。热客膀胱，郁结不能渗泄故也。"《丹溪心法·淋》强调淋证主要由热邪所致："淋有五，皆属乎热。"明代《景岳全书·淋浊》在认同"淋之初病，则无不由乎热剧"的同时，提出"久服寒凉""淋久不止"有"中气下陷和命门不固之证"，并提出治疗时"凡热者宜清，涩者宜利，下陷者宜升提，虚者宜补，阳气不固者宜温补命门"，对淋证病因病机的认识更为全面，治疗方法也较为完善。历代医家对淋证的分类进行了探索，《中藏经》首先将淋证分为冷、热、气、劳、膏、砂、虚、实八种，为淋证临床分类的雏形。《备急千金要方·淋闭》提出"五淋"之名，《外台秘要·淋并大小便难病》具体指出五淋的内容："《集验》论五淋者，石淋、气淋、膏淋、劳淋、热淋也。"

【病因病机】

1.淋证的基本病因病机　淋证的病因可归结为外感湿热、饮食不节、情志失调、禀赋不足或劳伤久病四个方面。"诸淋者，由肾虚而膀胱热故也。"其主要病机为湿热蕴结下焦，肾与膀胱气化不利。淋证的病位在肾与膀胱，且与肝脾有关。病理因素主要为湿热之邪。病理性质有虚、实之分，且多见虚实夹杂之证。淋证日久不愈，热伤阴，湿伤阳，易致肾虚；肾虚日久，湿热秽浊邪毒容易侵入膀胱，引起淋证的反复发作，因此，肾虚与膀胱湿热在淋证的发生、发展及病机转化中具有重要的意义。

2.烦躁焦虑状态淋证病机　由于烦躁焦虑引起的淋证的病机，可以归纳为以下两个方面。

（1）烦躁焦虑日久不解，化火伤阴，灼伤膀胱经络，瘀血蕴结下焦，诱发血淋；或者化火伤阴，煎熬尿液，化为砂石或者化湿生热，蕴结下焦，发为淋证。

（2）气郁化火，湿热蕴结。本证由情志不遂，烦躁焦虑，气郁化火，气火郁于下焦，膀胱气化不利，与湿合邪，湿热内蕴，枢机不利而致淋证。

【证候特点】

1.淋证的基本证候特点　淋证以小便频数，淋沥涩痛，小腹拘急引痛，痛引腰腹为基本特征。其起病或急或缓，其病程或长或短。病久或反复发作后，则致劳淋，常伴有低热、腰痛、小腹坠胀、疲劳等症。多见于已婚女性，每因疲劳、情志变化、不洁房事而诱发。

2. 烦躁焦虑状态淋证基本特点

（1）热淋：起病多急骤，或伴有发热，小便赤热，溲时灼痛，脉象热、疾、动。

（2）石淋：起病较缓，以尿中夹有砂石为主症，排尿涩痛或排尿时突然中断，或腰腹绞痛难忍，脉象尺脉如沙粒感。

（3）气淋：郁怒之后，烦躁焦虑，小便涩滞，淋沥不宣，少腹胀满疼痛或尿有烧灼感，伴有热痛，与情志密切相关。

（4）血淋：溺血而痛，肝气郁滞会加重瘀血的出现。

（5）劳淋：小便不甚赤涩，溺痛不甚，但淋沥不已，时作时止，遇劳即发，腰膝酸软，神疲乏力，病程缠绵，舌质淡，脉细弱。

（6）膏淋：小便浑浊，或如米泔水，或伴有絮状凝块物，或混有血块，尿道灼热疼痛，口干，舌质红，苔黄腻，脉濡数。

根据证候特点，本病多类似于西医学所指的急慢性尿路感染、尿路结石和结核、急慢性前列腺炎等疾病。

【现代研究】

严重的抑郁、焦虑等负性情绪与心理障碍，是影响患者机体免疫功能的重要因素之一，当心理应激状态超出机体适应范围就会引起心身损害。该类患者人格特征表现为情绪稳定性差，敏感，多疑，易紧张，因而在泌尿道支原体感染患者治疗过程中心理社会因素不容忽视。

二、阳痿

【定义】

阳痿是指成年男子性交时，由于阴茎痿软不举，或举而不坚，或坚而不久，无法正常进行性生活的病证。

【历史沿革】

在先秦、秦、汉时期，多种描述阳痿的文字开始出现。"长沙马王堆医书"载有对阳痿的最早命名。《天下至道谈》云"不能"，《养生方》又称为"不起""老不起"。阳痿病症首载于《内经》，《灵枢·邪气脏腑病形》称其为"阴痿"，《素问·痿论》中又称"宗筋弛纵"和"筋痿"，并认为虚劳与邪热是引起阳痿的主要原因。在晋隋唐时期，医家多将阳痿称为"阴萎"。如西晋王叔和《脉经》中称为"阴萎不起"，皇甫谧《针灸甲乙经》中为"阴痿""阴痿不用"，东晋葛洪《肘后备急方》亦称为"阴萎"；隋代巢元方《诸病源候论》则有"阴痿""阴萎""阴不起"的称谓；孙思邈在《备急千金要方》和《千金翼方》中对阳痿病名记载就有"阴痿""阴痿不用""阴痿不起""阳不起"等17种；晋隋唐时期，医家在继承了前代认识的基础上，对阳痿病机有了进一步的认识，其特点是从肾阴阳气血功能虚衰进行阐释。巢元方《诸病源候论·虚劳病诸候下》认为阳痿的病机是肾阴阳两虚，云："肾主精髓，开窍于阴，今阴虚阳弱，血气不能相荣，故使阴冷也。久不已，则阴萎弱。"再如《重订济生方·虚损论治》又说："五劳七伤，真阳衰惫……阳事不举。"因此，在治疗上以温肾壮阳为主。明清时期许多医家对阳痿的病因种类的认识有一个新突破，开始认识到疾病病理性产物亦可导致阳痿。清代张聿青在《张聿青医案·卷十三》中认为本病是因"痰湿"致痿，清代黄宫绣《本草求真》在"补火"篇中提及了瘀血阳痿。惊恐属于情志因素，之前并没有医家对其造成阳痿的机制进行论述。何梦瑶在《医碥·杂症·恐》中认为，恐责之于心气虚、肾却、肝胆不足，即生阳痿。

【病因病机】

1.阳痿的基本病因病机　本病的病因主要有劳伤久病，饮食不节，七情所伤，外邪侵袭。基本病机为肝、肾、心、脾受损，气血阴阳亏虚，脉络空虚，或肝郁湿阻，经络失畅，导致宗筋失养而发为阳痿。肝主筋，足厥阴肝经绕阴器而行；肾藏经，主生殖，开窍于二阴；脾之经筋皆聚于阴器。宗筋作强有赖于肝、肾、脾精血之濡养。故阳痿之病位在宗筋，病变脏腑主要在于肝、肾、心、脾。

2.烦躁焦虑状态阳痿的病机　情绪烦躁焦虑，日久不能舒达，化火生热，耗伤阴精，阴络失荣，宗筋失养，出现阳痿；或烦躁焦虑，气机运行不畅，化生湿热，湿热下注肝经，宗筋经络失畅，也可出现阳痿。

【证候特点】

1.阳痿的基本证候特点　成年男子性交时，阴茎痿而不举，或举而不坚，或坚而不久，无法进行正常的性生活。常有神疲乏力，腰膝酸软，畏寒肢冷，夜寐不安，精神苦闷，胆怯多疑，或小便不畅，滴沥不尽等症。且常有房劳过度，手淫频繁，久病体弱，或有消渴、惊悸、郁证等病史。

2.烦躁焦虑状态阳痿的证候特点　阳事不起，或起而不坚，心情抑郁，烦躁焦虑，胸胁胀痛，脘闷不适，食少便溏，苔薄白，脉弦细。

【现代研究】

西医学将阳痿分为器质性阳痿与功能性阳痿两大类。功能性阳痿由神经系统的生理改变而发生，心理因素是最主要的原因，因此又将此类称为心理性阳痿或心因性阳痿。心理调理治疗，首先要解除患者的心理因素，就是根据不同患者的情感因素，思想顾虑，以解除患者的郁怒、思虑、惊恐、烦躁焦虑、悲观、失望的影响因素。

第六节　气血津液病证

一、厥证

【定义】

厥证是以突然昏倒，不省不事，四肢逆冷为主要表现的一种病证。轻者昏厥时间较短，自会逐渐苏醒，清醒后无偏瘫、失语、口眼㖞斜等后遗症，严重者则会一厥不醒而导致死亡。

【历史沿革】

中医古籍中，论厥最多的当属《黄帝内经》，且所论述的含义、范围广泛，可以归纳为两类表现：一是指突然昏倒，不知人事，如《素问·大奇论》曰："暴厥者，不知与人言。"二是指肢体和手足逆冷，如《素问·方盛衰论》曰："一上不下，寒厥到膝。"《素问·通评虚实论》也认为："气逆者，足寒也。"《灵枢·五乱》又指出："乱于头，则为厥逆，头重眩仆。"另有情志致厥的记载，《素问·脉解》说："善怒者，名曰煎厥。"《素问·生气通天论》更明确地指出："大怒则形气绝，而血菀于上，使人薄厥。"都说明了七情过激，忿怒可致厥。张仲景论厥，则继承了《黄帝内经》中手足逆冷为厥的论点，且论述的要点在于感受外邪而发厥。此类厥证在伤寒、温病学中均有大量深入的研究，属于外感病中的发厥，对于由外邪而致厥者有重要临床指导价值。另外一种是论内伤杂病的发厥，临床表现多以突然发生神志改变为主。自隋唐以来，历代医家多有论述。《诸病源候论》对尸厥的表现进行描述："其状如死，犹微有息而不恒，脉尚动而形无知也。"并探讨其病机是"阴阳离居，营卫不通，真气厥乱，客邪乘之。"宋代《卫生宝鉴·厥逆》初步提出内伤杂病与外感病的厥之不同点。至明代《医学入门·外感寒暑》首先明确区分外感发厥与内伤杂病厥证。《景岳全书·厥逆》总结明代以前对厥证的认识，提出以虚实论治厥证，切中临床。此后医家对厥证的理论不断充实、完善和系统化，提出了气、血、痰、食、暑、尸、酒、蛔等厥，并以此作为辨证的重要依据，指导临床治疗。

【病因病机】

1.基本病因病机　厥证的病因主要有情志内伤、体虚劳倦、亡血伤津等，主要是气机突然逆乱，升降乖戾，气血阴阳不相顺接。正如《景岳全书·厥逆》所说："厥者尽也，逆者乱也，即气血败乱之谓也。"厥证病位主要在心、肝而涉及脾、肾。厥证由于体质和病机转化的不同，又有虚实的区别。大凡气盛有余者，情志突变，气逆上冲，血随气逆，或挟痰挟食壅滞于上，以致清窍闭塞，不知人事，成为厥之实证；气虚不足或大量出血者，清阳不升，气陷于下，血不上达，气随血脱，气血一时不相顺接，以致神明失养，不知人事，四肢不温，发为厥之虚证。

2.烦躁焦虑状态厥证的病机　烦躁焦虑，情志不遂，影响气机运行，轻则气郁，重则气逆，逆而不顺则气厥。总而言之，因于烦躁焦虑引起的厥证的病理途径可以归纳为痰浊壅滞、闭阻神明。素体多湿多痰，或素有咳喘宿痰，或病久损伤脾胃，健运失职，水湿久聚成痰，遇情志刺激，烦躁焦虑，气机逆乱，痰随气升，上闭清窍，发为痰厥。或者烦躁焦虑日久不解，化火伤阴，最终的结果也会导致气血阴阳不相顺接，诱发厥证。

【证候特点】

1.厥证的基本证候特点　厥证为内科急症，其特点有急骤性、突发性和一时性。临床上以突然发生一时性的神志异常为证候特征。急骤发病，突然昏倒，移时苏醒。往往在发病前有明显的诱发因素，如情绪紧张、恐惧、惊吓、疼痛等，发作前有头晕、恶心、面色苍白、出汗等先期症状。发作时昏仆，不知人事，或伴有四肢逆冷。厥之轻者在昏倒不知人事后可于短时间内苏醒，醒后感到头昏乏力，倦怠口干，并无其他明显后遗症。厥之重者可一厥不醒，"半日远至一日"，乃致死亡。

2.烦躁焦虑状态厥证的证候特点　多因急躁恼怒而发，突然昏倒，不知人事，牙关紧闭，面赤唇紫，舌质暗红，脉弦有力，多为血厥实证；由情志异常、精神刺激而发作，突然昏倒，不知人事，或四肢厥冷，呼吸气粗，口噤握拳，舌苔薄白，脉伏或脉沉弦，多属肝郁不舒，气机上逆，壅阻心胸，内闭神机。

根据证候特点，本病相当于西医学的癔症、高血压脑病、脑血管痉挛、低血糖等疾病。

【现代研究】

剧烈的情绪波动引起大脑皮质的兴奋—抑制功能紊乱，致使自主神经系统呈现强烈应激状态，降血糖激素大量分泌，血液中的葡萄糖转移过快，导致血糖在短时间内迅速下降，诱使低血糖发作。发作与精神受到强烈刺激，或较长时间的紧张、焦虑、情绪不安密切相关。

二、郁病

【定义】

郁病是由于情志不舒、气机郁滞所引起的一类病证，主要表现为心情抑郁、情绪不宁、胁肋胀痛或易怒喜哭，以及咽中如有异物梗阻、失眠等各种复杂症状。本病临床甚为常见，以女性发病居多，并多有郁怒、多虚、悲哀、忧愁、烦躁焦虑等情志所伤史。可兼有精神不振，胸闷胁胀，善太息，不思饮食，失眠多梦等多种症状。

【历史沿革】

早在《黄帝内经》时期，"郁"的概念已包含有七情之郁、天时之郁及脏腑之郁等造成的瘀塞、郁滞的变化。简书及帛书《养生方》已有烦心、失眠、健忘等情志疾病的治疗记载，并揭示相当于郁病的气病其所致的病因。东汉张仲景将属于郁病的百合病、脏躁、梅核气、奔豚气等疾病进行描述及鉴别，虽没有提出郁病的名称，但为中医治疗郁病的辨证论治奠定了基础。隋代巢元方有对类似郁病的结气病、气病等病因的论述。唐代孙思邈则有关于郁病治疗方剂的记载。宋代《太平惠民和剂局方》则运用芳香行气之药以通畅气机，对后世运用行气药治疗郁病提供了理论依据，宋代陈无择则对历代医家所积累的郁病的病因学内容进行了归纳整理，对内因所导致的郁病做了深入的探讨。金代刘完素提出了郁乃壅塞不畅之义，为郁病的范畴做了更好的诠释。元代朱丹溪创造性地提出了"六郁"之说，并创制越鞠丸来统治六郁，开创了治疗郁病专方的先河，对后世治疗郁病有很大的启发。元代滑伯仁从气机升降理论来探讨郁病，丰富了气机升降失调致郁的病机。明代戴思恭对六郁之病的辨证论治都很精详，明代王安道认为感受外邪、情志内伤郁结皆可致郁，非独五郁，补充和发展了郁病的病因理论。虞抟《医学正传》首先明确采用"郁证"作为病证名称。张景岳则充分扩充了郁病的范畴，并提出关于精神心理治疗的方法，对治疗郁病富有启迪的作用。清代季楚重先生从肺的升降失司论析郁病，而何梦瑶先生不从肺论郁，强调应从肝论郁，又将气郁细分为风寒郁热、饮食郁热、痰饮郁热、瘀血郁热、水湿郁热、肝气郁热、脾气郁热等七种。沈金鳌则博采诸家之长，对郁病的概念予以精辟的总结。

【病因病机】

1.郁病的基本病因病机　导致郁病的因素有情志失调、体质虚弱等,《杂病源流犀烛·诸郁源流》曰："诸郁，脏气病也，其原本由思虑过深，更兼脏气弱，故六郁之病生焉。"本病始于肝失条达，疏泄失常，故以气机郁滞不畅为先。郁病的病位在肝，但可涉及心、脾、肾。郁病的基本病机是气机郁滞导致肝失疏泄，脾失健运，心失所养，脏腑阴阳气血失调。如《类证治裁·郁证》言："七情内起之郁，始而伤气，继必及血，终乃成劳。"

2.烦躁焦虑状态郁病的病机　烦躁焦虑状态主要造成的气的运行障碍为气结、气下、气逆。《丹溪心法·六郁》曰："气血冲和，万病不生，一有怫郁，诸病生焉。故人身诸病，多生于郁。"分而言之，由于烦躁焦虑导致的郁病的病理途径主要有以下几个方面。

（1）气血逆调，心神失养：烦躁焦虑日久，会导致气机逆乱，气为血之帅，血亦随之逆乱，气血失调，心神失养而致心气郁闭，发为郁病。

（2）心肾阴亏，虚火扰神：烦躁日久不解，化火伤阴，肾阴被耗，而致阴虚火旺或心肾阴虚，虚火上扰心神，心神不宁，烦躁郁闷。

（3）气血两虚，心神失养：过度烦躁焦虑，耗伤脾胃气血，气血生化乏源，而致心脾两虚或心神失养，进而导致心神无法舒展，形成郁病。

【证候特点】

1.郁病的基本证候特点　忧郁不乐貌，胸胁胀满疼痛，易怒易哭，或咽中如有炙脔，吞之不下，咯之不出等症状。

2.烦躁焦虑状态郁病证候特点　烦躁焦虑状态所致的郁病多以咽中如有炙脔，或者咽中时有烧灼感，胸胁胀满不舒，默默不喜言语为主。除烦躁脉象外，还会在脉象上出现圆包样突起，或出现麻手感谐振波，或脉搏起始段的急促等。

根据本病的临床证候特点，本病则相当于西医学的神经症、癔症及焦虑症等。另外，也见于更年期综合征及反应性精神病。

【现代研究】

焦虑症主要表现为发作性或持续性的焦虑、紧张、惊恐不安等焦虑情绪，并伴有自主神经功能紊乱，肌肉紧张与运动不安等症状，其发生与个体生物学特征、社会心理因素有关。

三、血证

【定义】

凡由多种原因引起火热熏灼或气虚不摄，致使血液不循常道，或上溢于口鼻诸窍，或下泄于前后二阴，或渗出于肌肤所形成的一类出血性疾病，统称为血证。在古代医籍中，血证亦称为血病或失血。

【历史沿革】

早在《黄帝内经》时期，人们即对血的生理及病理有了较深入的认识。有关篇章对血溢、血泄、衄血、咳血、呕血、溺血、溲血、便血等病证作了记载，并对引起出血的原因及部分血证的预后有所论述。《金匮要略·惊悸吐衄下血胸满瘀血病脉证治第十六》最早记载了泻心汤、柏叶汤、黄土汤等治疗吐血、便血的方剂，沿用至今。《诸病源候论·血病诸候》将血证称为血病，对各种血证的病因病机做了较详细的论述。《备急千金要方》收载了一些较好的治疗血证的方剂，至今仍广泛应用的犀角地黄汤即首载于该书。《济生方·失血论治》认为失血可由多种原因导致，"所致之由，因大虚损，或饮酒过度，或强食过饱，或饮啖辛热，或忧思恚怒"，而对血证的病机则强调因于热者多。《素问玄机原病式·热类》亦认为失血主要由热盛所致。《医学正传·血证》率先将各种出血病证归纳在一起，并以"血证"之名概之。《先醒斋医学广笔记·吐血》提出了著名的治吐血三要法，强调了行血、补肝、降气在治疗吐血中的重要作用。《景岳全书·血证》曰："血本阴精，不宜动也……盖动者，多由于火，火盛则逼血妄行；损者，多由于气，气伤则血无以存……是皆动血之因也。"将引起出血的病机提纲挈领地概括为"火盛"及"气虚"两个方面。《血证论》是论述血证的专书，对各种血证的病因病机、辨证论治均有许多精辟论述，并提出了治血四法，即止血、消瘀、宁血、补血。

【病因病机】

1. 血证的基本病因病机　血证可由感受外邪、情志过极、饮食不节、劳倦过度、久病或热病等多种原因所导致。血证的病机多为火热熏灼、迫血妄行及气虚不摄、血溢脉外两类。《三因极一病证方论·失血叙论》说："夫血犹水也，水由地中行，百川皆理，则无壅决之虞；血之周流于人身荣、经、府、俞，外不为四气所伤，内不为七情所郁，自然顺适。万一微爽节宣，必至壅闭，故血不得循经流注，荣养百脉，或泣或散，或下而亡反，或逆而上溢，乃有吐、衄、便、利、汗、痰诸证生焉。"在火热之中，又有实火及虚火之分，外感风热燥火，湿热内蕴，肝郁化火等，均属实火；而阴虚火旺之火，则属虚火。气虚之中，又有仅见气虚和气损及阳、阳气亦虚之别。

由火热亢盛所致者属于实证；由阴虚火旺及气虚不摄所致者则属于虚证。实证和虚证虽各有其不同的病因病机，但在疾病发展变化的过程中，又常发生实证向虚证的转化。因此，在某些情况下，阴虚火旺及气虚不摄，既是引起出血的病理因素，又是出血所导致的结果。此外，出血之后，已离经脉而未排出体外的血液，留积体内，蓄结而为瘀血，瘀血又会妨碍新血的生长及气血的正常运行。

2. 烦躁焦虑状态血证病机　正如《景岳全书·血证》说："血本阴精，不宜动也，而动则为病。血主荣气，不宜损也，而损则为病。盖动者多由于火，火盛则逼血妄行；损者多由于气，气伤则血无以存。"分言之，因于烦躁焦虑诱发的虚劳的病理途径主要有以下几个方面。

（1）火热亢盛，迫血妄行：烦躁焦虑情绪日久，化生火热，火热燔灼，迫血妄行，气火上逆犯肺则引起衄血、咳血；气火横逆犯胃则引起吐血。

（2）阴虚火旺，络损血溢：烦躁日久，化生火热，耗伤阴精，阴盛火旺，迫血妄行而致衄血、尿血、紫斑。

（3）气虚不摄，血溢脉外：烦躁久而不舒，化火伤阴，煎熬血气，伤血的同时必兼气亏，进而也会产生气虚不能统摄血液运行，以致血液外溢而形成衄血、吐血、便血、紫斑。

【证候特点】

1. 血证的基本证候特点　血证以出血为突出表现，随其病因、病位的不同，表现为鼻衄、齿衄、咳血、吐血、便血、尿血、紫斑等。随病情轻重及原有疾病的不同，则有出血量或少或多、病程或短或长及伴随症状等的不同。与出血同时出现的症状及体征，以火热亢盛、阴虚火旺及正气亏虚证候为多见。

（1）热盛迫血证：多发生在血证的初期，大多起病较急，出血的同时伴有发热、烦躁、口渴欲饮、便秘、尿黄、舌质红、苔黄、少津、脉弦数或滑数等症。

（2）阴虚火旺证：一般起病较缓，或由热盛迫血证迁延转化而成。表现为反复出血，伴有口干咽燥、面赤颧红、潮热、盗汗、五心烦热、头晕、耳鸣、腰膝酸软、舌红、苔少，脉细数等症。

（3）气虚不摄证：多见于病程较长，久病不愈的出血患者。表现为起病较缓，反复出血，伴有神情倦怠，心悸、气短懒言、头晕目眩、食欲不振、面色苍白或萎黄、舌质淡、脉弱等症。

2. 烦躁焦虑状态血证证候特点　烦躁焦虑状态血证病程或长或短，血出或缓或急，血量或多或少，根据疾病病理性质的不同，出血部位常不固定。如肝气逆乱，有余则上逆致鼻衄，肝气虚无以冲上则致下焦出血，发为尿血、便血。

【现代研究】

上消化道出血患者的主要临床表现为呕血与黑便，严重时可出现失血性周围循环衰竭而危及生命，是临床常见危重症。急性上消化道出血发生时，可对患者产生强烈刺激，出现紧张、焦虑的情绪反应，是"一种预期的危险情境中产生的主观体验"。研究发现，上消化道出血患者入院24小时内焦虑程度极高。

四、消渴

【定义】

消渴是以多饮、多食、多尿、身体消瘦、或尿浊、或尿有甜味为特征的病证，其发生与情志失调、过食肥甘等有密切关系。随着生活水平的提高，生活模式的改变及社会压力的增大，消渴病的发病率日趋增加，消渴病的发生往往伴有情志失常，应重视从情志论治消渴病。

【历史沿革】

"消渴"之名首见于《素问·奇病论》。"有病口甘者，病名为何？何以得之？岐伯曰：此五气之溢也，名曰脾瘅。夫五味入口，藏于胃，脾为之行其精气，津液在脾，故令人口甘也。此肥美之所发也，此人必数食甘美而多肥也。肥者令人内热，甘者令人中满，故其气上溢，转为消渴。"《金匮要略》列专篇讨论，治疗方剂有白虎加人参汤、肾气丸等，这是最早的治疗方药。隋代医家甄立言在《古今录验》中给"消渴病"下了一个比较完整、准确、科学的定义："消渴有三，渴而饮水多，小便数，有脂似麸片甜者，皆是消渴病也；二吃食多，不甚渴，小便少，似有油而数者，此是消中病也；三渴而饮水不能多，但腿肿，脚先瘦小，阴痿弱者，数小便者，皆是肾消病也。"并首次提出消渴患者尿中有甜味。《太平圣惠方》继承了《内经》中过食肥甘导致消渴的理论，认为本病的病因为"嗜酒肉荤辛，热面炙煿。"金元四大医家的刘完素不仅吸收了《太平圣惠方》中"三消"分证的思想，而且还明确使用了"三焦"一词去概括消渴的病理。朱震亨则强调"阳常有余，阴常不足"在消渴病发病中的作用。明代戴思恭的《证治要诀》明确提出消渴病上、中、下的分类。王肯堂《证治准绳·消瘅》对三消的临床分类进行了规范："渴而多饮为上消，消谷善饥为中消，渴而便数有膏为下消。"明清及其之后，对消渴的治疗原则及方药有了更为广泛深入的研究。

【病因病机】

1.消渴病的基本病因病机　消渴的病机主要在于阴津亏损，燥热偏盛，而以阴虚为本，燥热为标。两者互为因果，阴愈虚则燥热愈盛，燥热愈盛则阴愈虚。病变的主要脏腑主要在于肺、胃、肾，尤以肾为关键。三脏之中，虽有所偏重，但又往往互相影响。

2. 烦躁焦虑状态消渴病的病机　长期精神刺激，抑郁不遂，或焦虑紧张，五志过极，则气机郁结，郁火内生，暗耗津液，上灼肺胃之津，下烁肝肾之液，发为消渴。或过度烦躁焦虑，心气郁结，郁而化火，心火亢盛，损耗心脾精血，灼伤胃肾阴液，均可导致消渴发生。《灵枢·五变》指出情志引起消瘅（消渴）的病理过程为"怒则气上逆，胸中蓄积，血气逆留……血脉不行，转而为热，热则消肌肤，故为消瘅"。金代刘完素亦在《三消论》中指出"况消渴者……耗乱精神，过违其度……阳气悍而燥热郁甚之所成也"。清代叶天士在《临证指南医案·三消》中指出："心境愁郁，内火自燃，乃消症大病。"

【证候特点】

1. 消渴病的基本证候特点　消渴病患者通常表现为口渴多饮、多食易饥、尿频量多、形体消瘦、尿有甜味等具有特征性的临床症状，有的患者"三多"症状不明显，但若于中年之后发病，且嗜食膏粱厚味、醇酒炙煿，病久并发眩晕、肺痨、胸痹心痛、中风、雀目、疮痈等病证者，多为本病并发的临床表现。

2. 烦躁焦虑状态消渴病的证候特点　咽干口燥，口渴多饮，心烦畏热喜冷饮，便秘溲赤，脉细滑数，多属阴虚燥热。口干尿多，身体某一部位固定疼痛，或刺痛，或夜晚疼痛明显，肢体麻木，心烦失眠，舌质紫暗，脉沉涩，多属于瘀血阻络。形体肥胖，心胸烦闷，四肢倦怠，脘腹胀满，头身困重，大便不爽，小便黄赤，口干口苦，多属肝胆湿热。

根据临床证候特点，本病主要相当于西医学的糖尿病。

【现代研究】

一般认为焦虑、抑郁等负性情绪可通过下丘脑释放某些神经递质，或通过下丘脑、垂体、靶腺轴使 B 细胞分泌胰岛素减少，升糖激素分泌增加，导致血糖升高；在糖尿病病程中，慢性应激状态可导致各种细胞因子分泌增加，引起炎性反应物hsC-RP合成增加，而C-RP是急性时相反应的敏感标志物，其浓度的改变预示2型糖尿病的治疗效果。相关研究也充分表明，糖尿病患者有焦虑、抑郁情绪，说明存在严重的心理问题，糖尿病作为一种心身疾病，引起抑郁、焦虑的原因可能有以下几点：①糖尿病的部分病理生理改变，如神经内分泌异常和血糖紊乱可能导致抑郁、焦虑。②糖尿病患者严格的锻炼、饮食控制、治疗要求消耗大量精力及支出增加、经济收入减少均可导致糖尿患者焦虑、抑郁情绪的发生。③由于糖尿病并发症造成的某些功能丧失，或者过度关注失去生命的威胁，产生不良心理反应，从而引起焦虑烦躁。同时有研究表明，焦虑抑郁情绪又可以影响到体内糖的代谢，使其调节能力降低，空腹血中胰岛素水平降低，血糖升高机制尚不清楚，可能是由于抑郁、焦虑使机体生理功能发生了变化。

五、内伤发热

【定义】

内伤发热是指以内伤为病因，气血阴精亏虚、脏腑功能失调为基本病机所导致的发热。一般起病较缓，病程较长。临床上多表现为低热，但有时可以是高热。此外，有仅自觉发热或五心烦热，而体温并不升高者，亦属内伤发热的范畴。

【历史沿革】

关于内伤发热的记载最早见于《黄帝内经》，其中关于阴虚发热的论述较详。汉代张仲景以小建中汤治疗手足烦热，开创后世甘温除热治法之先河。《太平圣惠方》以柴胡散、生地黄散、地骨皮散等方剂治疗虚劳热，为阴虚内热的治疗提供了重要的方剂。金元四大家之一的李东垣则进一步发挥了甘温除热的治疗方法。《景岳全书·寒热》对内伤发热的病因做了比较详细的论述，特别对于阳虚发热的论述，足以补前人之所未及，并创制了右归饮、理中汤、大补元煎、六味回阳饮等治疗阳虚发热的主要方剂。明代秦景明《症因脉治·内伤发热》首次提出"内伤发热"这一病证名称。清代李用粹《证治汇补·发热》将外感发热以外的发热归纳为11种，包括郁火发热、阳郁发热、骨蒸发热、内伤发热、阳虚发热、阴虚发热、血虚发热、痰证发热、伤食发热、瘀血发热、疮毒发热，对发热类型进行了详细总结。《医林改错》和《血证论》二书对瘀血发热的辨证及治疗做出了贡献。

【病因病机】

1. 内伤发热的基本病因病机　引起内伤发热的病因主要是久病体虚、饮食劳倦、情志失调及外伤出血，其病机主要为气、血、阴、阳亏虚，以及气、血、湿郁结壅遏而致发热两类。本病病机较为复杂，可由一种也可由多种病因同时引起发热，如气郁血瘀、气阴两虚、气血两虚等。久病往往由实转虚，由轻转重，其中以瘀血病久，损及气、血、阴、阳，分别兼见气虚、血虚、阴虚或阳虚，而成为虚实兼夹之证的情况较为多见。其他如气郁发热日久伤阴，则转化为气郁阴虚发热；气虚发热日久，病损及阳，阳气虚衰，则发展为阳虚发热。

2. 烦躁焦虑状态内伤发热的病机

（1）阴虚阳盛，虚火内炽：素体阴亏，或者热病日久，耗伤阴液，或烦躁焦虑日久，化火生热，耗伤阴津，导致阴津亏虚，阴衰则阳盛，水不制火，而导致阴虚发热。

（2）气郁日久，化火生热：情绪烦躁焦虑，气机失和，气郁化火，火热内盛，导致气郁发热。正如《丹溪心法·火》所概括的"凡气有余便是火"。

【证候特点】

1. 内伤发热的基本证候特点　内伤发热起病缓慢，病程较长，多为低热，或自觉发热，而体温并不升高，表现为高热者较少。不恶寒，或虽有怯冷，但得衣被则温。常兼见头晕，神疲，自汗，盗汗，脉弱等症。一般有气、血、阴、阳亏虚或气郁、血瘀、湿阻的病史，或有反复发热史。无感受外邪所致的头身疼痛、鼻塞、流涕、脉浮等症。

2. 烦躁焦虑状态内伤发热的证候特点　气郁发热证多表现为低热或者潮热，热势常随情绪波动而起伏，精神抑郁，胁肋胀满，烦躁易怒，口干而苦，纳食减少，脉象上多表现为热、疾；阴虚发热多为午后潮热或夜间发热，不欲进衣，手足心热，烦躁，少寐多梦，盗汗，口干咽燥；而表现为低热，午后热甚，心内烦热，胸闷脘痞，不思饮食，渴不欲饮，呕恶，大便稀溏或黏滞不爽者，多属于痰湿郁热证。

根据临床证候特点，本病相当于西医学的功能性低热及各种原因引起的发热。

第七节 妇科病证

一、月经不调

【定义】

月经不调是指月经的周期、经期、经量异常的一类疾病的统称。包括月经先期、月经后期、月经先后无定期、经期延长、经量过多、经量过少等。月经正常来潮作为成熟女性身体健康的重要标志，正常月经周期的调节主要受下丘脑－垂体－卵巢轴的调节，而所有这些生理活动都是在大脑皮质的调控下完成的，因此正常月经的周期、经期和出血量表现为明显的规律性和自限性。本篇以月经周期的异常作为本病的主要症状介绍，而经期的异常往往会伴有经量、经色、经质的异常，临证时当全面分析。

【历史沿革】

《黄帝内经》提出了妇女的解剖、月经生理、妊娠诊断等基本理论，还初步论述了一些女性疾病的病理，如月事不来、带下、肠覃等。秦代可见现存第一例月经不调的病案，据《史记·扁鹊仓公列传》记载，太仓公淳于意首创"诊籍"，其中"韩女内寒月事不下"等是妇产科最早的病案。魏晋时期，主要是脉学和病源证候学的成就，推动了妇产科的发展。晋代王叔和著成的《脉经》使诊脉的理论与方法系统化、规范化，其中在妇产科方面，提出了"居经""避年"之说，隋代巢元方等编著了《诸病源候论》，书中有妇人病 8 卷，前 4 卷论妇科病，其中月水不调候 5 论，逐项讨论了病因、病机及临床所见，内容颇为丰富。宋代陈自明著《妇人大全良方》，全书分调经、求嗣、胎教等 8 门，对月经不调论述甚广。到了金元时期，百家争鸣，李东垣著《兰室秘藏·妇人门·经漏不止有三论》所论："妇人血崩，是肾水阴虚，不能镇守包络相火，故血走而崩也。"对今天月经病的治疗是有指导意义的。朱震亨在理论上提出"阳常有余，阴常不足"之说，治疗上重视保存阴精。明代李时珍著《奇经八脉考》和《濒湖脉学》，其对月经理论和奇经八脉的论述，对中医月经理论的发展做出了重要贡献。

【病因病机】

1. 月经不调的基本病因病机　导致月经不调的因素有外感寒邪、忧思抑郁、忿郁恼怒、饮食失节等。如《医学心悟》所云："经，常也，一月一行，循乎常道，以象月盈则亏也。经不行，则反常而灾沴至矣。方书以趱前为热，退后为寒，其理近似，然亦不可尽拘也。"病机主要分为两种：一是"不荣则痛"，气血虚弱或肝肾亏损，无以荣养胞宫；二是"不通则痛"，气血瘀滞胞宫所致。其病位在胞宫，与肝、肾、脾关系密切。肾气旺盛，肝脾调和，冲任脉盛，则月经按时而下。

2. 烦躁焦虑状态月经不调的病机　随着生活节奏的加快，社会压力的加剧，女性不但积极地参与社会的各项工作，并且在某些领域十分出色，甚至超过了男性，在取得这些成就、生活工作压力增大的同时，气机不舒、烦躁焦虑的情况越来越多，进而也容易出现月经不调等症状，归纳如下。

（1）气机郁滞，血热亢盛：素体烦躁焦虑，气机郁滞，郁久化热，热伤冲任，迫血下行，遂至月经提前而至。

（2）气血亏虚，胞宫失养：烦躁焦虑日久不解，化生火热，火热熏灼，耗伤气血，而气血又是冲任依赖之本，气血亏虚，则气血精微难以灌注胞宫，冲任气血失养，经血枯闭，遂致月经三五不调，或迟或早，甚至导致闭经。

【证候特点】

1. 月经不调的基本证候特点　月经先期、后期或先后不定期。月经之色、质、量等亦随之出现异常，或伴面色苍白，口唇色淡，头晕耳鸣，神疲，纳差，畏寒肢冷，小腹冷痛，倒经，子宫肌瘤，胸胁、乳房胀痛。此外，月经不调还可表现为伴有躁动，情绪不稳，容易激动，胸部或腹部肿胀，体重增加，身体局部水肿，食欲改变，口腔溃疡，痤疮，头痛等。这些情况通常在月经前出现，月经开始后的 24 小时内结束，不过具体情况因人而异。除此，女性在月经期还可能伴有下腹部胀痛、灼痛、腰酸背痛等异常表现。严重的痛经、经前期综合征也属此范畴。

2. 烦躁焦虑状态月经不调证候特点　烦躁焦虑导致的月经不调多以经期紊乱、月经先期、淋漓不断为主，量或多或少，质稠或有块，或少腹胀痛，或乳房胀痛时有烧灼感。

【现代研究】

诸多研究表明，若长期心情抑郁、烦躁焦虑，都可导致月经失调，如痛经、闭经等。月经失调者有神经质、内向、易焦虑、社会成熟性低等心理特点。情绪失调引起月经不调的原因尚不完全明确，现多认为是心理应激反应使大脑功能紊乱，从而导致自主神经功能失调，引起内分泌功能紊乱，皮质激素分泌增加而出现月经不调。

二、带下病

【定义】

带下量明显增多，色、质、臭气异常，或伴全身或局部症状者，称带下病。正常带下乃肾气充盛，脾气健运，由任、带所约束而润泽于阴户的一种无色、质黏、无臭的阴液，其量不多。此即《沈氏女科辑要笺正》引王孟英所说："带下，女子生而即有，津津常润，本非病也。"至于经间期、经前期以及妊娠期带下稍有增多者，均属正常现象，不作疾病论。

【历史沿革】

"带下"之名首见于《黄帝内经》，如《素问·骨空论》说："任脉为病……女子带下瘕聚。"如《金匮要略心典》说："带下者，带脉之下，古人列经脉为病，凡三十六种，皆谓之带下病，非今人所谓赤白带下也。"《女科证治约旨》说："若外感六淫，内伤七情，酝酿成病，致带脉纵弛，不能约束诸脉经，于是阴中有物，淋漓下降，绵绵不断，即所谓带下也。"这里指出了带下病的原因。在《诸病源候论》中还有五色带下的记载，有青、赤、黄、白、黑五色名候，指出五脏俱虚损者，为五色带俱下。

【病因病机】

1.带下病的基本病因病机　本病主要是湿邪影响任、带，以致带脉失约，任脉不固所形成。湿邪有内外之别，外湿指外感之湿邪；内湿一般指脾虚失运，肾虚失固所致。《傅青主女科·女科上卷·带下》说："夫带下俱是湿症。"指出了其主要病因是湿邪。其基本病机为任脉损伤，带脉失约，病位主要在前阴、胞宫，与肝、脾、肾关系密切。

2.烦躁焦虑状态带下病的病机　烦躁焦虑引起的带下病的病机可以概括为以下几点：长期烦躁焦虑，化火生热，燔灼阴津，化痰生湿，痰热互结，流注下焦，损及任带，遂而成带下病；或烦躁日久，化生火热，耗伤阴精，肾阴亏虚，相火偏旺，阴虚失守，任、带不固，火旺迫之，带下赤白者，也可诱发本病。

【证候特点】

1.带下病的基本证候特点　带下量多，绵绵不断，色白或黄，甚者可见色黄绿如脓，或赤白相兼，或五色杂下，质稀或稠，气味异常，伴有全身或局部症状，如阴部不适，头晕耳鸣，腰膝酸软等。

2.烦躁焦虑状态带下病的证候特点　烦躁导致的带下病病程多较长，淋漓不尽，且与情志关系密切，伴有头晕、心悸、胸闷等症状。脉象多表现为数、疾。

三、乳痈

【定义】

本病是发生于乳房部的一种急性化脓性疾病。多见于哺乳期女性，以初产妇多见，好发于产后3~4周，是乳房疾病中的常见病。本病的特征是乳房结块，红肿热痛，溃后脓出稠厚，伴恶寒发热等全身症状。发生于哺乳期的称为"外吹乳痈"；发生于妊娠期的称为"内吹乳痈"，临床上较为少见；不论男女老少，在非哺乳期和非妊娠期发生的称为"不乳儿乳痈"则更少见。

【历史沿革】

乳痈之病名最早见于晋代《肘后备急方》。隋代《诸病源候论》中提出了乳痈的后遗症"乳漏"。由于发病时期和致病因素的不同，明代《寿世保元》中提出"外吹""内吹"之名。前者是哺乳期乳痈；后者指妊娠期乳痈。乳房深部或乳房后位的脓肿称为乳疽。如《医宗金鉴》中说："此证……俱生于乳房，红肿热痛者为痈，十四日脓成。若坚硬木痛者为疽，月余成脓。"《外科理例》中不但主张乳痈成脓后宜早期切开，而且还认识到成脓不切开有传囊之变。如说："夫乳者，有囊橐，有脓不针，则遍患诸囊矣。"总之，前人对乳房的解剖有一定的认识，在病因、症治方面也有较丰富的理论和实践经验。

【病因病机】

1.乳痈的基本病因病机　《丹溪心法》对本病的病因有较详细的论述，云："乳子之母，不知调养，怒忿所逆，郁闷所遏，厚味所酿，以致厥阴之气不行，故窍不得通，而汁不得出，阳明之血沸腾，故热甚而化脓；亦有所乳之子，膈有滞痰，口气燉热，含乳而睡，热气所吹，遂生结核。"

2.烦躁焦虑状态乳痈的病机　情绪烦躁焦虑，气机郁滞，化火生热，火热炽盛，燔灼经络，日久血败肉腐，血肉膏张。根据经脉循行分布，乳头属足厥阴肝经，主疏泄，能调节乳汁分泌，乳房属足阳明胃经，乳汁为气血所化，源出于胃，实为水谷之精华。长期烦躁焦虑不舒，气机失调，厥阴之气不行而失于疏泄，胃热壅滞，与阳明之热蕴结，以致经络阻塞，气血壅滞而成乳痈。

【证候特点】

1.乳痈的基本证候特点　乳房肿胀疼痛，皮肤微红或不红，肿块或有或无，乳汁分泌不畅，伴有恶寒发热、头痛、胸闷不舒、舌苔薄黄或黄腻、脉象弦数等。

2.烦躁焦虑状态乳痈病的证候特点　烦躁导致的乳痈病病程多较长，

肿块增大程度与烦躁的情绪波动紧密相关，皮色嫩红，疼痛明显，壮热不退，口渴喜饮，伴有头晕、心悸、胸闷等症状。舌苔黄，脉象多表现为数、疾。

【现代研究】

乳腺疾病与人的心理因素有关，有研究显示，焦虑抑郁情绪的患者患有乳腺疾病的概率要远高于情绪舒畅者。消极情绪会使下丘脑、垂体、卵巢分泌雌激素（绝对或相对过剩），导致乳腺增生（胀、疼痛）。最终诱发多种乳腺疾病，如急慢性乳腺炎等。

四、乳癖

【定义】

乳癖是指乳房出现形状、大小、数量不等的硬结肿块，又名"乳栗""奶癖"，为乳中结核之一。本病以乳房疼痛和肿块为主要临床表现，约 2/3 患者的症状随月经周期和情绪波动呈现周期性变化。本病为育龄期女性的常见疾病，是最常见的乳房疾病之一。

【历史沿革】

乳癖之名始见于《华氏中藏经》，癖是形容气机不畅，在人体任何部位出现的胀满疼痛，病情时轻时剧，疼痛时隐时现。《外科正宗》认为本病"多由思虑伤脾，恼怒伤肝，郁结而成"。《疡科心得集》专列"辨乳癖乳痰乳岩论"，从病因病机、临床表现及治疗方药等方面，对乳癖做了较详细的论述，曰："乳中结核，形如丸卵，不疼痛，不发寒热，皮色不变，其核随喜怒为消长，此名乳癖。"《疡医大全·乳痞门》引陈实功曰"乳癖乃乳中结核，形如丸卵，或坠重作痛，或不痛，皮色不变，其核随喜怒消长，多由思虑伤脾，怒脑伤肝，郁结而成也"。在冲任失调方面，如《圣济总录》云"妇人以冲任为本，若失于调理，冲任不合，或风邪所客，则气壅不散，结聚乳间，或硬或肿，疼痛有核"，明确提出了冲任失调在发病中的重要性。在痰瘀凝结方面，《外症医案汇编》云："乳症，皆云肝脾郁结，则为癖核。"又曰："治乳症，不出一气字定之矣。脾胃土气，壅则为疡；肝胆木气，郁则为疽；正气虚，则为癌；气虚不摄，为漏；气散不收，为悬；痰气凝结，为癖、为核、为痞。气阻络脉，乳汁不行，或气滞血少，涩而不行。若治乳从一气字着笔，无论虚实新久，温凉攻补，各方之中，挟理气疏络之品，使其乳络疏通。"《疮疡经验全书》云："乳癖此疾，因女子十五六岁，经脉将行，或一月二行，或过月不行，致生此疾。"对乳癖的预后，《外科真诠》认为"乳癖……年少气盛，患一二载者……可消散。若老年气衰，患经数载者不治，宜节饮食，息恼怒，庶免乳岩之变"，指出了本病的好发年龄，认为青年、老年女性皆可发病，老年患者尤其当预防癌变，并提出了防止癌变的措施。

【病因病机】

1.乳癖的基本病因病机　中医认为肝脾肾三经与乳房关系最密切，其次是冲任两脉。肝郁气滞、情志内伤在乳癖的发病过程中有重要影响。平素情志抑郁，气滞不舒，气血周流失度，蕴结于乳房胃络，乳络经脉阻塞不通，不通则痛而引起乳房疼痛；肝气横逆犯胃，脾失健运，痰浊内生，气滞血瘀挟痰结聚为核，循经留聚乳中，故乳中结块。肝肾不足、冲任失调也是引起乳癖的重要原因。肾为五脏之本，肾气化生天癸，天癸激发冲任，冲任下起胞宫，上连乳房，冲任之气血，上行为乳，下行为经。若肾气不足，冲任失调，气血滞塞，积瘀聚于乳房、胞宫，因此乳房疼痛而结块，或月事紊乱而失调。故本病是由于情志不遂导致肝气郁结，气机瘀滞蕴结于乳房胃络，肝气郁久化热，热灼津液为痰，气滞痰凝血瘀即可形成肿块；亦可因冲任失调，气血瘀滞，积聚于乳房而结块。

2.烦躁焦虑状态乳癖病机　情志不遂，烦躁焦虑，气机失调，气血运行失和，气血聚结于乳腺，故可导致乳癖的发生；或烦躁焦虑日久，化火生热，火热灼津炼液为痰，气滞痰凝血瘀即可形成肿块，积聚于乳房而结块。

【证候特点】

1.乳癖的基本证候特点　乳房胀痛，常见为单侧或双侧乳房胀痛或触痛。病程为2个月至数年不等，大多数患者具有周期性疼痛的特点，月经前期发生或加重，月经后减轻或消失。乳房肿块常为多发性，单侧或双侧性，以外上象限多见；且大小、质地亦常随月经呈周期性变化，月经前期肿块增大，质地较硬，月经后肿块缩小，质韧而不硬。扪查时可触及肿块呈结节构造，大小不一，与周围组织界限不清，多有触痛，与皮肤和深部组织无粘连，可被推动，腋窝淋巴结不肿大。此外，尚有病程长、发展缓慢，有时可有乳头溢液等表现。乳房内大小不等的结节实质上是一些囊状扩张的大、小乳管，乳头溢液即来自这些囊肿，呈黄绿色、棕色或血性，偶为无色浆液性。本病患者可兼见月经前后不定期，量少或色淡，可伴痛经，舌苔薄黄或黄腻、脉象弦数等。

2. 烦躁焦虑状态乳癖的证候特点　烦躁导致的乳癖病程多较长，乳房胀痛、肿块增大程度与烦躁的情绪波动紧密相关，月经失调，情志改变，患者常感觉情志不畅或心烦易怒，每遇生气、精神紧张或劳累后加重，舌苔薄白，脉弦滑。

根据本病的临床证候特点可知，该病属于中医学"乳癖"和"乳中结核"范畴，在西医学包括单纯性小叶增生、腺性小叶增生、囊性小叶增生、腺体纤维增生以及硬化性乳腺病等。临床发现，情志变化是乳腺增生病的重要病因之一，情志致病与肝主疏泄的功能密不可分。

【现代研究】

乳房是内分泌系统激素作用的靶器官之一，受卵巢内分泌周期性调节并产生周期性变化。由于乳腺组织是女性激素的靶器官，所以其生长发育直接受雌二醇和孕酮影响，烦躁焦虑心理异常明显影响内分泌系统，激素分泌失调或乳腺组织对激素的敏感性增加是乳腺增生病的主要发病机制。从西医学来分析，情志异常可能是通过影响内分泌系统，导致激素水平变化，作用于乳腺，引发乳腺增生病，在乳腺增生病的发生、发展中起着关键作用。

烦躁焦虑状态导致的疾病形态万千，各种躯体症状纷繁复杂。《素问·举痛论》曰："惊则气乱……惊则心无所倚，神无所归，虑无所定，故气乱矣。""恐则气下……恐则精却，却则上焦闭，闭则气还，还则下焦胀，故气不行矣。"烦躁焦虑状态会影响气机的变化，进而影响到津、血、精的运行，衍化出许多的病机特点，如痰浊内犯、瘀血痹阻经络、水饮上泛、湿热下注等，若进一步发展，气、血、痰、瘀结滞于不同部位，便会派生出不同的疾病，如心悸、不寐、头痛、肩背痛等。烦躁焦虑是最常见的致病原因，这也充分印证了《黄帝内经》"治病必求于本"的主导思路。治病当寻"责任因素"，溯本求源，还原疾病的发展过程，这也要求我们充分认识到疾病的过程流，只有这样才能揭开一切疾病的神秘面纱，所有问题便会迎刃而解。

社会环境的改变主要通过影响人体的精神情志而对人体的生命活动和病理变化产生影响，因而必须考虑社会因素对人体身心功能的影响，尽量避免不利的社会因素对人的精神刺激，创造有利的社会环境，获得有力的社会支持，并通过精神调摄提高人体对社会环境的适应能力，以维持身心健康，预防疾病的发生。

参考文献

[1] 王福军，慈书平.焦虑情绪与冠心病心律失常的关系[J].实用心电学杂志，2004，13（1）：44-45.

[2] 唐文超，黄韬，黄平，等.失眠症的中医体质相关研究概况[J].医学信息，2011，24（5）：2210-2211.

[3] 李素荣.认知行为疗法对康复期精神分裂症患者焦虑情绪的影响[J].中国康复理论与实践，2008，14（6）：591-592.

[4] 魏开敏.情绪波动可引起低血糖[J].家庭医学，2007（10）：39.

[5] 郭菊清，黄海丽.情绪因素与慢性胃炎[J].陕西中医学院学报，2009，8（21）：14-15.

[6] 齐向华.失眠症中医诊疗[M].北京：人民军医出版社，2007：56-63.

[7] 刘黎霞，卢宁.慢性胆囊炎患者心理社会因素分析[J].预防医学情报杂志，2001，17（2）：72-76.

[8] 孙广仁.中医基础理论[M].北京：中国中医药出版社，2007：195.

[9] 熊海祥.泌尿道支原体感染患者抑郁情绪分析[J].皮肤与性病，2012，34（2）：107-108.

[10] 孔秋玲，邹江冰，蒋琳兰.焦虑症的生化病理机制研究进展[J].广东医学，2011，32（21）：2869-2871.

[11] 宋晨，郭强，丁小容，等.上消化道出血患者焦虑分析[J].护理学报，

2009, 16（5）：70-72.

［12］高常涛.焦虑、抑郁情绪对2型糖尿病疗效的影响［J］.临床精神医学杂志，
2010, 20（3）：190-191.

［13］杨爱萍.焦虑、抑郁情绪对血糖水平的影响［J］.医学理论与实践, 2007, 20（3）：
289-291.

［14］赵贵海.情志因素与胸痹的预防［J］.辽宁中医药大学学报, 2009, 11（6）：
90.

［15］李庭梅, 姚薇, 张志民, 等.慢性非器质性头痛与焦虑抑郁情绪的关系［J］.四
川医学, 2010, 31（8）：1090-1092.

［16］鞠奕, 赵性泉.慢性主观性头晕［J］.中国卒中杂志, 2013, 8（5）：388-392.

［17］朱均林.心理调理治疗心因性阳痿疗效观察［J］.中国生育健康杂志, 2004,
15（4）：244-245.

［18］孟金凤, 王旸, 曹昱.乳腺疾病与负性心理因素相关性研究［J］.医学心理学,
2006, 23（9）：1103-1105.

［19］张素燚, 李德辉, 廖锐, 等.从情志方面探讨乳腺增生病因病机［J］.时珍国
医国药, 2013, 24（1）：175-176.

［20］周仲瑛.中医内科学［M］.北京：中国中医药出版社, 2007.

［21］王琬喻, 滕晶.基于"中医心理紊乱状态"凭脉辨治紧张性头痛［J］.中国中医急症,
2020, 29（5）：864-866.

［22］刘晓彤, 齐向华.从中医心理紊乱状态探析新冠肺炎的辨治［J］.国医论坛,
2020, 35（5）：20-22.

第四章 烦躁焦虑状态的临床辨证治疗

第一节 中医治疗法则

一、治疗总则

《素问·上古天真论》曰："上古之人，其知道者，法于阴阳，和于术数，食饮有节，起居有常，不妄作劳，故能形与神俱。"这是治疗疾病和养生保健很好的指导原则。注重"形神合一观"，既要平调阴阳，又要调节脏腑气机升降，追求动态中的阴阳平衡，从而疏通经脉，调节脏腑功能。

（一）平调阴阳

早在《黄帝内经》就指出"法于阴阳，和于术数"的养生法则，生命顺应四季阴阳的运动变化，则苛疾不起；不顺应四季阴阳的运动变化，则百病皆生。"阴阳者，天地之道也，万物之纲纪，变化之父母，生杀之本始，神明之府也。治病必求于本。"其中四季的变化对人体的影响最大，特别是春与夏、夏与秋、秋与冬、冬与春这种季节的阴阳消长的变化点，所以《素问·四气调神大论》很好地教导世人如何顺应四季的阴阳消长养生。《素问·生气通天论》曰："是以圣人陈阴阳，筋脉和同，骨髓坚固，气血皆从。如是则内外调和，邪不能害，耳目聪明，气立如故。"这说明顺应阴阳运动是保养生命的必然模式。

（二）调节脏腑气机升降

《素问·阴阳应象大论》曰："人有五脏化五气，以生喜怒悲忧恐。"七情过度，导致人体气机升降出入的各种异常变化，进而引起疾病的发生。《黄帝内经太素》中载："人能不劳五脏之气，则五神各守其脏，故曰神脏也……若怵惕思虑，悲哀动中，喜乐无极，愁忧不解，盛怒不止，恐惧不息，躁动不已，则五神消灭，伤脏者也。"脏腑气机能够正常地升降出入，则能使五神得安。烦躁焦虑状态不仅是致病因素，也是病理产物，两者相互影响，互为因果，长期的烦躁焦虑状态影响机体气机的升降出入，气机运行不利又会影响脏腑的功能。

因此，应平调阴阳，消除心肝火旺，补益阴液损耗，以达到治疗疾病的目的。

二、辨证治疗

（一）祛除邪气，清肝泻火

烦躁的主要病机是阴虚内热和气阴（血）不足，清热养阴（血）和益气养阴（血）是烦躁治疗的重要基础。烦躁表面呈现的病机大部分以肝火、心火亢盛为主，肝火、心火为其本也。治疗应选用可清肝热、平心火的药物，使脏腑功能恢复，气血畅、血脉通，诸症得解，疾病自除。临床常用的清热泻火且能入心经的药物有黄连、栀子、牛黄、莲子心、淡竹叶、朱砂等；清热泻火且能入肝经的药物有龙胆、夏枯草、羚羊角、黄芩、黄连、栀子、天麻、钩藤等。

（二）木郁发之，疏肝理气

肝五行属木，其气升发、条达，即不可抑郁又不能亢逆。肝用之为病，以实为主，以顺为补，肝体为病，以虚为主，以补为顺。肝用为病是因肝为风木之脏，性喜条达，主升发疏泄，故在清热平肝泻火的同时要顾及肝的生理特点，在清泻中不忘透解郁热，使热毒从上从表而解，这就是"木郁达之，火郁发之"的意义。另一方面，肝火旺盛多因情志不畅、郁热内蕴所致，肝经郁热不可单纯清泻，需在行气开郁的基础上进行，故应配合行气解郁的药物，临床常用紫苏叶、紫苏梗、柴胡、薄荷、香附、川芎、枳壳、羌活、防风、荆芥、陈皮、白鲜皮、桑白皮等药物及柴胡疏肝汤、越鞠丸之属。肝体为病则侧重于滋肝阴之说，例如临床常用滋水清肝饮之类。

（三）火为其标，兼顾变候

本证火势迅猛，传变迅速，易出现热极生风、因热致瘀等变候。故在治疗上应以清热泻火为主，兼顾平肝息风、凉血和血、活血散瘀、安神除烦等。平肝息风临床常用羚羊角、天麻、钩藤、僵蚕、全蝎之类；凉血和血、活血散瘀临床常用牡丹皮、当归、赤芍、白芍、地骨皮、鸡血藤等；平镇潜阳、安神除烦临床常用天麻钩藤饮加减，针对烦躁焦虑状态引起的气机逆乱横窜，多用川牛膝、天麻、钩藤、龙胆、丹参、知母等；若见火热上攻，伤及津液，口舌生疮，烦躁不已，双寸脉热的情况，当"热者寒之"，在用寒凉药的同时注意佐以温热药，宜加用淡竹叶、栀子、麦冬等药；若患者见剧烈神志变化，出现"登高而歌，弃衣而走"等极度亢奋的魂亡表现，重用琥珀、龙骨、朱砂等。

（四）前后分消，除邪务尽

攻伐祛邪，务必将邪毒祛除殆尽。除邪应使邪有出路，前后分消是常用的方法之一。一可通利小便，临床可用的药物有栀子、泽泻、滑石、车前子等；二可以选择通腑泄热法，常用药物有大黄、芒硝等。

第二节 方药辑要

一、古今中药辑要

药物治疗是烦躁焦虑状态的重要治疗方法。笔者结合临床经验和本草文献对烦躁焦虑状态的相关记载，将能够治疗烦躁焦虑状态的药物进行了选择。以下将药物分成寒性药、平性药、温性药三类来论述其功效主治及辨证选用的方法。

1. 淡豆豉（《名医别录》）

[**简述**] 淡豆豉为豆科植物黑大豆黑色成熟种子的发酵加工品。晋朝有烧制、熬制，唐朝有炒制令香、清酒浸渍、九蒸九曝、醋蒸制等炮制工艺。宋代有炒焦法，明代有盐醋拌蒸法，清代有清蒸法、酒浸制等炮制工艺。全国各地均产。陶弘景曰："豉出襄阳、钱塘者香美而浓，入药取中心者佳。"李时珍言："其豉心乃合豉时取其中心者，非剥皮取心也。"又言"豉，诸大豆皆可为之，以黑豆者入药。有淡豉、咸豉，治病多用淡豉汁及咸者。"

[**性味归经**] 苦、辛，凉。归肺、胃经。《名医别录》曰："苦，寒，无毒。"《备急千金要方》曰："苦、甘，寒、涩。"

[**功效主治**] 解表，除烦，宣发郁热。

豆豉除烦之功，见于《神农本草经》，言其主"烦躁满闷"。《伤寒论》中栀子豉汤、栀子甘草豉汤、栀子生姜豉汤治伤寒热郁胸膈"虚烦不得眠"。《梅师方》中用豆豉与盐共煮取吐，治疗伤寒不解，"胸中闷恶"者。此处胸中闷恶与心中懊恼相近。结合《神农本草经》言其主"烦躁满闷"，可见豆豉所治之烦当为郁烦、闷烦。

豆豉除烦之机制，一则宣发郁热，二则可以用其吐法，三则以其寒凉清热。尤其针对"烦躁满闷"的郁烦、闷烦者。

豆豉可以解表疗伤寒，《肘后备急方》中以豆豉合葱白兼疗数种伤寒，名葱豉汤。不汗加葛根，仍不汗者加麻黄。豆豉性寒凉，《太平圣惠方》用焦豉末含一宿治口舌生疮，胸膈疼痛。李时珍言豆豉"得葱则发汗，得盐则能吐，得酒则治风，得薤则治痢，得蒜则止血，炒熟则又能止汗"。

应当注意的是，《本草经集注》中所用豆豉为"食中之常用"者。明代有用黑豆与桑叶、青蒿发酵者，又有用黑豆、麻黄和紫苏叶发酵者。若用于除烦，当慎用以麻黄、紫苏叶发酵者，麻黄、紫苏叶可增豆豉解表之功，然恐无益于清热除烦之力。

[**用法用量**] 煎服，6~12 g。《伤寒论》中以绵裹煮。

[**历代论述**]

《名医别录》曰："主伤寒头痛，寒热，瘴气恶毒，烦躁满闷，虚劳喘急，两脚疼冷。"

《珍珠囊》曰："去心中懊憹，伤寒头痛，烦躁。"

《本草纲目》曰："下气，调中。治伤寒温毒发斑，呕逆。"

[**现代研究**]淡豆豉含脂肪、蛋白质和酶类等成分，有微弱的发汗作用，并有健胃、助消化之功。

2.川楝子（《神农本草经》）

[**简述**]川楝子为楝科落叶植物川楝树的干燥成熟果实。我国南方各地均产，以四川产者为佳，多为野生。冬季果实成熟时采收，除去杂质，干燥。用时打碎，生用或炒用。

[**性味归经**]苦，寒；有小毒。归肝、胃、小肠、膀胱经。

[**功效主治**]行气止痛，杀虫疗癣。

《神农本草经》将川楝子列为下品，言其可治"大热烦狂"。甄权言其"主中大热狂，失心躁闷"。川楝子治疗烦躁焦虑状态，取其一能入肝经，有柔肝之效，二则苦寒能清火，三能利小便以泄肝火。川楝子所治疗的烦躁焦虑状态，尤其适用于并见肝郁化火诸痛者。

川楝子行肝郁之气，苦寒降泄，导热下行，可治肝郁化火诸痛证，如胸胁痛、疝气痛等。《脏腑药式补正》言"川楝子清肝，最为柔驯刚木之良将""类多肝络室滞，气不调达，有以致之""惟清润和调，柔以驭之，尚可驯其横逆，此金铃子之柔肝，固非芳香诸物之可以例观者也"。川楝子苦寒有毒，又能疏泄气机而行气止痛，故常与使君子、槟榔等同用以驱虫。川楝子苦寒有毒，能清热燥湿，可焙黄研末，油调外涂以疗癣。

川楝子可以利小便，用于热结膀胱，小便不利者，李时珍言其可"导小肠、膀胱之热，因引心包相火下行"。《神农本草经疏》云："膀胱为州都之官，小肠为受盛之官，二经热结，则小便不利。此药味苦气寒，走二经而导热结，则水道利矣。"

[**用法用量**]煎服，3~10 g。外用适量。炒用寒性减小。

[**使用注意**] 本品有毒。川楝子性寒，脾胃虚寒者慎用。苦楝子毒性较川楝子大，不可混淆使用。

[**历代论述**]

《神农本草经疏》曰："楝实……主温疾伤寒，大热狂烦者，邪在阳明也，苦寒能散阳明之邪热，则诸证自除。"

《本经逢原》曰："《本经》主温病烦狂，取以引火毒下泄，而烦乱自除……其杀三虫，利水道，总取以苦化热之义。古方金铃子散，治心包火郁作痛，即妇人产后血结心疼，亦宜用之。以金铃子能降火逆，延胡索能散结血，功胜失笑散而无腥秽伤中之患。"

[**现代研究**] 川楝子含川楝素、楝树碱、山奈醇及脂肪油等。所含的川楝素为驱虫有效成分。川楝子对金黄色葡萄球菌、多种致病性真菌有抑制作用，尚有抗炎、抗癌作用。

3. 栀子（《神农本草经》）

[**简述**] 栀子为茜草科常绿灌木植物栀子的干燥成熟果实。产于长江以南各省，以湖南、江西产者为佳。9~11月果实成熟显红黄色时采收，蒸至上汽或置沸水中略烫，取出干燥。生用、炒焦或炒炭用。以干燥、个小、皮薄、饱满、色红艳、完整者为佳。

[**性味归经**] 苦，寒。归心、肺、三焦经。《名医别录》曰："大寒。"

[**功效主治**] 泻火除烦，清热利湿，凉血解毒。

栀子苦寒清降，能清泻三焦火邪、泻心火而除烦，为治热病心烦、躁扰不宁之要药，如《伤寒论》中治烦用栀子豉汤、栀子甘草豉汤、栀子生姜豉汤等。《伤寒论》中治"心烦腹满"热郁胸膈波及中焦者用栀子厚朴汤，热郁胸膈兼中焦虚寒者用栀子干姜汤。张志聪云："栀子之苦寒，能泻心下之热烦。"

《神农本草经》言栀子疗"五内邪气""胃中热气"。《名医别录》言栀子可治"心中烦闷"。张元素云栀子可"治心烦懊恼不得眠"。朱丹溪言栀子可"解热郁，行结气"。

栀子可疗热病心烦，如栀子豉汤中栀子与淡豆豉同用。若配黄芩、黄连、黄柏等，可用治热病火毒炽盛，三焦俱热而见高热烦躁、神昏谵语者，如《外台秘要》中的黄连解毒汤。

本品有清利下焦肝胆湿热之功效，可用治肝胆湿热郁蒸之黄疸、小便短赤者。又能止血通淋，治血淋涩痛。其功能清热凉血，可用治血热妄行之吐血、衄血等症。清泻三焦热邪，可治肝胆火热上攻之目赤肿痛。栀子能清热泻火，凉血解毒，可用治火毒疮疡、红肿热痛者。

[**用法用量**] 煎服，3~10 g。

[**使用注意**] 本品苦寒伤胃，脾虚便溏者不宜用。《伤寒论》中栀子豉汤，栀子干姜汤后指出"凡用栀子汤，病人旧微溏者，不可与服之。"

[**历代论述**]

《神农本草经》曰："主五内邪气，胃中热气。"

《本草正》曰："栀子……若用佐使，治有不同：加茵陈，除湿热疸黄；加豆豉，除心火烦躁；加厚朴、枳实，可除烦满；加生姜、陈皮，可除呕哕；同玄胡索，破热滞瘀血腹痛。"

[**现代研究**] 栀子含异栀子苷、去羟栀子苷、栀子酮苷、山栀子苷、京尼平苷酸及黄酮类栀子素、三萜类化合物藏红花素和藏红花酸、熊果酸等。栀子的醇提取物腹腔注射或灌胃可使小鼠自发活动减少，给药后 1.5~3 小时作用达高峰，并能明显增强环己烯巴比妥钠的催眠作用，使小鼠睡眠时间明显延长，表明有镇静作用。

4. 黄连（《神农本草经》）

[**简述**] 黄连为毛茛科植物黄连、三角叶黄连或云连的干燥根茎。以上三种分别可称为味连、雅连、云连。多系栽培，主产于四川、云南、湖北。秋季采挖，除去须根及泥沙，干燥。生用或清炒、姜汁炙、酒炙、吴茱萸水炙用。

[**性味归经**] 苦，寒。归心、脾、胃、胆、大肠经。《神农本草经》曰："苦，寒，无毒。"

[**功效主治**] 清热燥湿，泻火解毒。

黄连大苦大寒，尤长于清中焦湿热，治疗湿热痞满、呕吐吞酸。善祛脾胃大肠湿热，为治泻痢要药。能泻火解毒，尤善清泻心经实火，可用治心火亢盛所致神昏、烦躁之证。既能清热燥湿，又能泻火解毒，尤善疗疔毒。善清胃火而可用治胃火炽盛，消谷善饥之消渴证。有清热燥湿、泻火解毒之功，取之制为软膏外敷，可治皮肤湿疹、湿疮。

张元素言其"治郁热在中，烦躁恶心，兀兀欲吐"。《日华子本草》记载黄连可治"惊悸烦躁，润心肺。"《妇人大全良方》中用黄连末，每服一钱，粥饮下。可治妊娠子烦，口干不得卧。黄连可治服药过剂烦闷者，如李时珍言黄连可"去心窍恶血，解服药过剂烦闷及巴豆、轻粉毒"。

黄连治疗烦躁，可以配伍茯苓、麦冬、黄芩等，如《运气证治歌诀》中的川连茯苓汤，"凡遇六丙年，流衍之纪，岁水太过，寒气流行，邪害心火"时，"民病身热烦躁谵妄，手足厥冷"，甚则"腹胀大，喘咳上气，寝汗出憎风"，方用川黄连、茯苓、麦冬、车前子、远志、通草、半夏、黄芩、炙甘草、生姜、大枣。

黄连治烦躁，一能泻心火，二能除中焦湿热。对于心火亢盛烦躁或中焦湿热烦闷者皆适用。

[**用法用量**] 煎服，2~5 g。外用适量。

[**使用注意**] 李时珍言"《道书》言黄连犯猪肉令人泄泻"，虚而冷者当慎用。

[**历史论述**]

《神农本草经》云："主热气目痛，眦伤泣出……肠澼腹痛下利，妇人阴中肿痛。"

《珍珠囊》云："其用有六：泻心火，一也；去中焦湿热，二也；诸疮必用，三也；去风湿，四也；治赤眼暴发，五也；止中部见血，六也。"

《本草正义》云："黄连大苦大寒，苦燥湿，寒胜热，能泄降一切有余之湿火，而心、脾、肝、肾之热，胆、胃、大小肠之火，无不治之。上以清风火之目病，中以平肝胃之呕吐，下以通腹痛之滞下，皆燥湿清热之效也。又苦先入心，清涤血热，故血家诸病，如吐衄溲血，便血淋浊，痔漏崩带等症，及痈疡斑疹丹毒，并皆仰给于此。"

［**现代研究**］黄连主含小檗碱（黄连素）、黄连碱、甲基黄连碱、掌叶防己碱、非洲防己碱、吐根碱等多种生物碱，并含黄柏酮、黄柏内酯等。小剂量小檗碱对小鼠大脑皮质的兴奋过程有加强作用，大剂量则对抑制过程有加强作用。

5. 丹参（《神农本草经》）

［**简述**］丹参为唇形科植物丹参的根。多为栽培，全国大部分地区均有。主产于四川、安徽、江苏、河南、山西等地。春、秋两季采挖，除去茎叶，洗净，润透，切成厚片，晒干。生用或酒炙用。

［**性味归经**］苦，微寒。归心、心包、肝经。

［**功效主治**］活血调经，祛瘀止痛，凉血消痈，除烦安神。

丹参入心经，既可清热凉血，又可除烦安神，既能活血又能养血。治疗热病邪入心营而烦躁不寐者，配伍生地黄、玄参、黄连、竹叶等。治疗血不养心之失眠、心悸者，配伍生地黄、酸枣仁、柏子仁等，如《摄生秘剖》的天王补心丹。

丹参治疗烦躁焦虑状态的作用机制，一则活血，通血脉，血行则气调；二则清热，尤以其色赤通心包络，能清心热故能除烦。李时珍言丹参可"通心包络"。《日华子本草》言丹参可以"养神定志"，治"血邪心烦"。《本草汇言》引杨石林方，用丹参八两，醋拌炒，研极细末。每早晚各服三钱，淡盐汤调灌，可治妇人猝然风狂，妄言妄动，不避亲疏，不畏羞耻。

［**用法用量**］煎服，5~15 g。活血化瘀宜酒炙用。

［**使用注意**］反藜芦。孕妇慎用。

［**历代论述**］

《日华子本草》云："养神定志，通利关脉，治冷热劳，骨节疼痛，四肢不遂；排脓止痛，生肌长肉；破宿血，补新生血；安生胎，落死胎；止血崩带下，调妇人经脉不匀，血邪心烦；恶疮疥癣，瘿赘肿毒，丹毒；头痛、赤眼；热温狂闷。"

《滇南本草》云："补心定志，安神宁心。治健忘、怔忡、惊悸不寐。"

《本草便读》云："丹参，功同四物，能祛瘀以生新……善疗风而散结，性平和而走血……味甘苦以调经，不过专通营分。丹参虽有参名，但补血之力不足，活血之力有余，为调理血分之首药。"

［**现代研究**］丹参对中枢神经有镇静和镇痛作用。在清醒犬侧脑室内注入微量丹参素，产生脑电慢波，使犬镇静。

6. 柴胡（《神农本草经》）

［**简述**］柴胡为伞形科植物柴胡或狭叶柴胡的干燥根。按性状不同，分别习称"北柴胡"及"南柴胡"。北柴胡主产于河北、河南、辽宁、湖北、陕西等省；南柴胡主产于湖北、四川、安徽、黑龙江、吉林等省。春、秋二季采挖，除去茎叶及泥沙，干燥。切段，生用或醋炙用。

［**性味归经**］苦、辛，微寒。归肝、胆经。

［**功效主治**］解表退热，疏肝解郁，升举阳气。

柴胡能清肝胆火热，疏散少阳，可治疗烦躁焦虑状态。《名医别录》言柴胡可治疗"心下烦热，诸痰热结实"。《伤寒论》中的小柴胡汤主治中有"心烦喜呕"之症。《本草易读》言柴胡可"清胆经之火邪，退肝家之烦热"。

柴胡配伍黄芩、地骨皮等可治疗肝气实热烦闷头痛者，如《严氏济生方》中的柴胡散，治"肝气实热，头痛目眩，眼目赤痛，胸中烦闷，梦寐惊恐，肢节不利"，方用柴胡、地骨皮、玄参、羚羊角、甘菊花、赤芍、黄芩、炙甘草。

柴胡配伍生地黄、鳖甲、黄芪、人参等，可治疗妇人体瘦口干心烦者，《奇效良方》柴胡散曰："治妇人寒热，体瘦肢节疼，口干心烦，不欲饮食。"方用北柴胡、赤茯苓、黄芪、白术、麦冬、醋炙鳖甲、人参、地骨皮、枳壳、生地黄、桑白皮、赤芍、桔梗、甘草。

柴胡辛散苦泄，微寒退热，善于解表退热和疏散少阳半表半里之邪。对于外感表证发热，无论风热、风寒表证，皆可使用。柴胡辛散苦泄，性善条达肝气，疏肝解郁，能升举脾胃清阳之气，可用治中气不足、气虚下陷所致的脘腹重坠作胀，食少倦怠，久泻脱肛，子宫下垂、肾下垂等脏器脱垂。本品还可退热截疟，为治疗疟疾寒热的常用药。

［**用法用量**］煎服，3~9 g。

［**使用注意**］柴胡其性升散，古人有"柴胡劫肝阴"之说，阴虚者慎用。

［**历代论述**］

《神农本草经》云："主心腹，去肠胃中结气，饮食积聚，寒热邪气，推陈致新。"

《滇南本草》云："伤寒发汗解表要药，退六经邪热往来，痹痿，除肝家邪热、痨热，行肝经逆结之气，止左胁肝气疼痛。治妇人血热烧经，能调月经。"

《本草纲目》云："治阳气下陷，平肝、胆、三焦、包络相火，及头痛、眩晕、目昏、赤痛障翳，耳聋鸣，诸疟，及肥气寒热，妇人热入血室，经水不调，小儿痘疹余热，五疳羸热。"

［**现代研究**］柴胡煎剂、总皂苷及柴胡皂苷元对中枢神经系统有明显的抑制作用，能使实验动物的自发活动减少，条件反射抑制，并能延长环己巴比妥的睡眠时间；拮抗甲基苯丙胺、咖啡因和去氧麻黄碱对小鼠的中枢兴奋作用。

7. 知母（《神农本草经》）

［**简述**］知母为百合科植物知母的干燥根茎。主产于河北、山西及山东等地。春、秋二季采挖，除去须根及泥沙，晒干，习称"毛知母"。或除去外皮，晒干，切片入药。生用，或盐水炙用。

［**性味归经**］苦、甘，寒。归肺、胃、肾经。

［**功效主治**］清热泻火，生津润燥。

知母治疗烦躁焦虑状态，偏重于阴虚火旺者，能退虚火除烦。《本草经集注》言知母可"治伤寒久疟烦热"。

知母味苦甘而性寒质润，苦寒能清热泻火除烦，甘寒质润能生津润燥止渴，如白虎汤中知母与石膏配伍，治疗外感热病，高热烦渴者；石膏入肺经且长于泻肺热、润肺燥，用治肺热燥咳，如二母散等；知母入肾经，能滋肾阴、泻肾火、退骨蒸，如知柏地黄丸以知母配伍黄柏、生地黄等治疗阴虚火旺所致的骨蒸潮热、盗汗、心烦者；知母配伍天花粉可治疗消渴；

配伍生地黄、玄参、麦冬等可治疗肠燥便秘。

[**用法用量**] 煎服，6~12 g。

[**使用注意**] 本品性寒质润，脾虚便溏者慎用。

[**历代论述**]

《神农本草经》云："味苦，寒。主消渴热中，除邪气，肢体浮肿，下水，补不足，益气。"

《本草经集注》云："治伤寒久疟烦热，胁下邪气，膈中恶，及风汗内疸。"

《用药法象》云："泻无根之肾火，疗有汗之骨蒸，止虚劳之热，滋化源之阴。"

《本草纲目》云："知母之辛苦寒凉，下则润肾燥而滋阴，上则清肺金而泻火，乃二经气分药也。"

[**现代研究**] 知母根茎含多种知母皂苷、知母多糖。知母浸膏动物实验证实，知母具有防止和治疗大肠埃希菌所致高热的作用。以知母为主药的复方（知母、黄柏、石膏、龙胆）能抑制大鼠交感神经肾上腺系统。

8. 川贝母（《神农本草经》）

[**简述**] 川贝母为百合科植物川贝母、暗紫贝母、甘肃贝母或梭砂贝母的鳞茎。前三者按不同性状习称"松贝"和"青贝"；后者称"炉贝"。主产于四川、云南、甘肃等地。夏、秋二季采挖，除去须根、粗皮，晒干，生用。

[**性味归经**] 苦、甘、微寒。归肺、心经。

[**功效主治**] 清热化痰，润肺止咳，散结消肿。

川贝母苦寒，能清心肺之火，可治烦热，如《神农本草经》言其"主伤寒，烦热"。《名医别录》言其"止烦热渴""安五脏，利骨髓"。贝母所治烦躁焦虑状态，尤适于兼有郁闷不舒者。

川贝母擅治心中不快，忧愁郁闷者，如《本草别说》中言"贝母能散心胸郁结之气""今用治心中气不快，多愁郁者，殊有功"。《集效方》治疗忧郁不伸，胸膈不宽，用贝母去心，姜汁炒研，姜汁面糊丸，用征士锁甲煎汤下七十丸。《药性切用》中认为川贝母"味甘微寒，凉心散郁"。

浙贝母"形坚味苦，泻热功胜，不能解郁也"。

贝母性寒味微苦，能清泄肺热，化痰，味甘质润，能润肺止咳，尤宜于内伤久咳，燥痰、热痰之证。能清化郁热，化痰散结，治疗痰火郁结之瘰疬，热毒壅结之乳痈、肺痈。

[用法用量] 煎服，3~10 g；研末服 1~2 g。

[使用注意] 不宜与乌头类药材同用。脾胃虚寒及有湿痰者不宜用。

[历代论述]

《神农本草经》云："主伤寒烦热，淋沥邪气，疝瘕，喉痹，乳难，金疮，风痉。"

《本草会编》云："治虚劳咳嗽，吐血咯血，肺痿肺痈，妇人乳痈，痈疽及诸郁之证。"

《本草汇言》云："贝母，开郁，下气，化痰之药也，润肺消痰，止咳定喘，则虚劳火结之证，贝母专司首剂。"

《成方切用》云："味甘微寒，凉心散郁，清肺而化热痰。象贝，形坚味苦，泻热功胜，不能解郁也。"

9. 朱砂（《神农本草经》）

[简述] 朱砂为三方晶系硫化物类矿物辰砂族辰砂，主含硫化汞。主产于湖南、贵州、四川、广西、云南等地，以产于古之辰州（今湖南沅陵）者为道地药材。采挖后，选取纯净者，用磁铁吸净含铁的杂质，再用水淘去杂石和泥沙，以水飞法研成极细粉末，晾干或 40℃ 以下干燥。以呈片状者为佳，称为"片砂"或"镜片砂"。色鲜红质松脆易碎者最优，称"红镜"。

[性味归经] 甘，微寒；有毒。归心经。

[功效主治] 清心镇惊，安神解毒。

朱砂既能重镇安神，又能清心安神，神安心清则烦自除。可用于心火亢盛浮越之烦躁焦虑者。《名医别录》言朱砂可以"通血脉，止烦满"。《局方本草》言其可"止烦渴"，《药鉴》言其"止渴除烦"。朱砂甘寒质重，寒能降火，重能镇怯，专入心经，能重镇清心安神。如朱砂安神丸可治心神烦乱，惊悸怔忡，寝寐不安者。

《神农本草经》言朱砂可"养精神，安魂魄"，因惊恐或心气虚心神不宁者，可纳朱砂于猪心中顿服，以其能安魂魄，故有助于改善烦躁焦虑状态。

《神农本草经》言朱砂能"明目"，《太平圣惠方》以朱砂末入青羊胆中，阴干，取出，丸如小豆大，名朱砂丸。食后粥饮下能令"彻视远见"。

[**用法用量**]内服，入丸、散剂或研末冲服，每次 0.1~0.5 g。不宜入煎剂，外用适量。

[**使用注意**]本品有毒，内服不可过量或持续服用，以防汞中毒。孕妇及肝功能不全者禁服。入药只宜生用，忌火煅。

[**历代论述**]

《神农本草经》曰："养精神，安魂魄，益气，明目。"

《本草纲目》曰："治惊痫，解胎毒痘毒，驱邪疟。"

《本草从新》曰："泻心经邪热，镇心定惊……止渴解毒，定癫狂。"

[**现代研究**]朱砂主要成分为硫化汞（HgS），含量不少于96%。此外，含铅、钡、镁、铁、锌等多种微量元素及雄黄、磷灰石、沥青质、氧化铁等杂质。朱砂能降低大脑中枢神经的兴奋性，有镇静催眠、抗惊厥、抗心律失常等作用，外用有抑制和杀灭细菌、寄生虫的作用。

10. 磁石（《神农本草经》）

[**简述**]磁石为氧化物类矿物尖晶石族磁铁矿的矿石。主产于河北、山东、辽宁、江苏等地。采挖后，除去杂石，选择吸铁能力强者（习称"灵磁石"或"活磁石"）入药。生用或取净磁石，煅淬法煅至红透，醋淬，碾成粗粉用。

[**性味归经**]咸，寒。归心、肝、肾经。

[**功效主治**]镇惊安神，平肝潜阳，聪耳明目，纳气平喘。

磁石治疗烦躁焦虑状态，偏重于肾虚、阴虚化火者。《神农本草经》言其可"除大热烦满"。磁石质重沉降，能益肾，清泻心肝之火，镇摄浮阳，安定神志，可治疗心神不宁，惊悸，失眠，癫痫。如《备急千金要方》中的磁朱丸，以磁石与朱砂、神曲配伍，治疗肾虚肝旺，肝火上炎，扰动心神，惊恐气乱，神不守舍所致的心神不宁、惊悸、失眠及癫痫等症。

磁石配伍石决明、珍珠、牡蛎等能平肝潜阳，治疗肝阳上亢之头晕头痛、烦躁易怒者，尤其适用于阴虚者，可配伍生地黄、龟甲等。

磁石还可以治疗耳鸣耳聋，视物昏花，如耳聋左慈丸中以磁石配伍熟地黄、山药、山茱萸等。又可治疗肾虚气喘，可与五味子、胡桃肉、蛤蚧等同用。

［**用法用量**］煎服，15~30 g，宜打碎先煎。入丸、散剂，每次 1~3 g。

［**使用注意**］磁石吞服后不易消化，如入丸、散剂，不可多服，脾胃虚弱者慎用。本品含毒性成分砷，但含量甚微，古今未见磁石中毒的记载。经炮制后砷的含量显著降低。

［**历代论述**］

《神农本草经》云："磁石，味辛，寒，主治周痹，风湿，肢节中痛，不可持物，洗洗酸消，除大热烦满及耳聋。"

《本草汇笺》云："色黑而入肾，故治肾家诸病而通耳明目。"

《本草从新》云："色黑属水，能引肺金之气入肾，补肾益精，除烦祛热。"

［**现代研究**］磁石具有抑制中枢神经系统，镇惊、抗惊厥作用。炮制后的磁石与异戊巴比妥钠有协同作用，能延长小鼠的睡眠时间，对士的宁引起的小鼠惊厥有拮抗作用，使惊厥的潜伏期明显延长。

11. 天花粉（《神农本草经》）

［**简述**］天花粉为葫芦科多年生宿根草质藤本植物栝楼或日本栝楼的干燥块根。主产于山东、河南、安徽、四川等省，以河南安阳一带产者质量较好。秋、冬二季采挖，洗净，除去外皮，切成段、块、片，晒干用。

［**性味归经**］甘、微苦，微寒。归肺、胃经。

［**功效主治**］清热泻火，生津止渴，消肿排脓。

天花粉为甘寒之品，能清胃热养胃阴，生津止渴，且能清心肺脾胃之热，又能利小便，故以之养阴清热除烦。《本草便读》言其可"清胸胃之烦热""解心肺之炎蒸"。《冯氏锦囊秘录》言其可"润心中枯渴烦热，降膈上热痰稠痰"。

天花粉甘寒，既能清肺胃二经实热，又能生津止渴，常用治热病烦渴。可治疗燥热伤肺，干咳少痰、痰中带血等肺热燥咳证。天花粉善清肺胃热，生津止渴，可用治积热内蕴，化燥伤津之消渴证。能清热泻火而解毒，又能消肿排脓以疗疮，未成脓者可使消散，脓已成者可溃疮排脓。

《雷公炮制药性解》言其"入肺、心、脾、胃、小肠五经"，能"主肺火盛而喉痹""脾胃火胜而口齿肿痛""清心利小便"。且言其"本功清热，故主疗颇多"。

[**用法用量**] 煎服，10~15 g。

[**使用注意**] 不宜与乌头类药材同用。

[**历代论述**]

《汤液本草》云："主消渴，身热，烦满，大热，补虚，安中，通月水。"

《日华子本草》云："通小肠，排脓，消肿毒，生肌长肉，消扑损瘀血。治热狂时疾，乳痈，发背，痔瘘，疮疖。"

《本草汇言》云："天花粉，退五脏郁热，如心火盛而舌干口燥，肺火盛而咽肿喉痹，脾火盛而口舌齿肿，痰火盛而咳嗽不宁。若肝火之胁胀走注，肾火之骨蒸烦热，或痈疽已溃未溃，而热毒不散，或五疸身目俱黄，而小水若淋若涩，是皆火热郁结所致，惟此剂能开郁结，降痰火，并能治之……性甘寒，善能治渴，从补药而治虚渴，从凉药而治火渴，从气药而治郁渴，从血药而治烦渴，乃治渴之神药也。"

12. 山药（《神农本草经》）

[**简述**] 山药为薯蓣科植物薯蓣的根茎。主产于河南省，湖南、江南等地亦产。习惯认为河南（怀庆府）所产者品质最佳，有"怀山药"之称。霜降后采挖，刮去粗皮，晒干或烘干，为"毛山药"；或再加工为"光山药"。润透，切厚片，可生用，亦可麸炒用。

[**性味归经**] 甘，平。归脾、肺、肾经。

[**功效主治**] 补脾养胃，生津益肺，补肾涩精。

山药治疗的烦躁焦虑状态患者，多为伤中，气阴不足，虚劳者。《本草经集注》言山药可"除烦热，强阴"。《神农本草经疏》认为"甘能补脾，脾统血而主肌肉，甘温能益血，脾治中焦，故主伤中，补虚羸，补中益气力，长肌肉，充五脏，除烦热，强阴也"。

山药可补益脾胃，用于治疗脾气虚弱或气阴两虚者。如《太平惠民和剂局方》的参苓白术散中，山药与人参、茯苓、白术等配伍，共奏补中益气之效。山药可以用于食疗，对于慢性病虚羸者，有良好的补益作用。山药可生津益肺，又能补土生金，可配伍太子参等治疗肺虚咳喘。山药能补肾气，能滋肾阴，对于肾脾俱虚者尤佳。如《金匮要略》的肾气丸等。山药可治疗气阴两虚消渴，常与黄芪、天花粉、知母配伍，如《医学衷中参西录》中的玉液汤。

［**用法用量**］煎服，15~30 g。麸炒可增强补脾止泻的作用。

［**历代论述**］

《本草经集注》云："味甘，温、平，无毒。主治伤中，补虚羸，除寒热邪气，补中，益气力，长肌肉。主头面游风，风头目眩，下气，止腰痛，补虚劳羸瘦，充五脏，除烦热，强阴。久服耳目聪明，轻身，不饥，延年。"

《本草纲目》云："时珍曰：按吴绶云：山药入手、足太阴二经，补其不足，清其虚热。又按：王履《溯洄集》云：山药虽入手太阴，然肺为肾之上源，源既有滋，流岂无益，此八味丸所以用其强阴也。"

《景岳全书·本草正》云："第其气轻性缓，非堪专任，故补脾肺必主参、术，补肾水必君茱、地，涩带浊须破故同研，固遗泄仗菟丝相济。"

13. 菊花（《神农本草经》）

［**简述**］菊花为菊科植物菊的干燥头状花序。主产于浙江、安徽、河南等地。四川、河北、山东等地亦产。多栽培，9~11月花盛开时分批采收，阴干或焙干，或熏、蒸后晒干，生用。按产地和加工方法分为"亳菊""滁菊""贡菊""杭菊"等，亳菊和滁菊品质最优。由于花的颜色不同，有黄菊花和白菊花之别。

［**性味归经**］辛、甘、苦，微寒。归肺、肝经。《神农本草经》曰："苦，

甘，平，无毒。"

［**功效主治**］疏散风热，平抑肝阳，清肝明目，清热解毒。

《名医别录》记载菊花可以"除胸中烦热"。《证类本草》中引用日华子的论述认为菊花可治疗"心烦，胸膈壅闷"。《食疗本草》认为菊花能"去烦热，利五脏"。《神农本草经疏》对菊花除烦的原理解释为"其除胸中烦热者，心主血，虚则病烦，阴虚则热收于内，故热在胸中，血益则阴生，阴生则烦止。苦辛能泄热，故烦热并解"，指出菊花除烦的机制，一则能够补益阴血，二则苦辛能泄热。

《本草征要》中记载菊花可"散风清热，明目平肝"，治"头痛眩晕，耳鸣心烦"。《本草备要》中载菊花可"清金气，平木火"，治疗"一切胸中烦热，血中郁热"。

菊花可配伍麦冬等，治疗子烦，如《妇人大全良方》中的"菊花汤方"，可治妊娠四月"胎上迫胸，烦不得安，卒有所下"者，方用菊花、麦冬、麻黄、阿胶、生姜、炙甘草、当归、半夏、人参、大枣。《备急千金要方》亦载此方，其"烦不得安"载为"心烦不得安"。

［**用法用量**］煎服，5~9 g。黄菊花重于疏散风热，白菊花偏重平肝、清肝明目。

［**历代论述**］

《神农本草经》云："主诸风头眩、肿痛，目欲脱，泪出，皮肤死肌，恶风湿痹，久服，利血气。"

《本草纲目拾遗》云："专入阳分。治诸风头眩，解酒毒疗肿。""黄茶菊：明目祛风，搜肝气，治头晕目眩，益血润容，入血分；白茶菊……通肺气，止咳逆，清三焦郁火，疗肌热，入气分。"

［**现代研究**］菊花含挥发油，油中为龙脑、樟脑、菊油环酮等，此外，尚含有菊苷、腺嘌呤、胆碱、黄酮、水苏碱、微量维生素 A、维生素 B_1、维生素 E、氨基酸及刺槐素等。菊花制剂有扩张冠状动脉、增加冠脉血流量、提高心肌耗氧量的作用，并具有降压、缩短凝血时间、解热、抗炎、镇静作用。

14. 茯苓（《神农本草经》）

[**简述**] 茯苓为多孔菌科真菌茯苓的干燥菌核。茯苓寄生于松科植物赤松或马尾松等的树根上。为野生或栽培，主产于云南、安徽、湖北、河南、四川等地。产于云南者称"云苓"，质较优。多于7~9月采挖，挖出后除去泥沙，堆置"发汗"，摊开晾至表面干燥，再"发汗"，反复数次至现皱纹、内部水分大部散失后，阴干，为"茯苓个"。取之浸润后稍蒸，及时切片，晒干；或将鲜茯苓按不同部位切制，阴干，生用。

[**性味归经**] 甘、淡，平。归心、脾、肾经。

[**功效主治**] 利水消肿，渗湿，健脾，宁心。

茯苓性味平和，有安定心神的作用，其治疗烦躁焦虑状态，尤适于兼有脾胃虚寒，惊悸，恐悸者。《神农本草经》言茯苓可治"烦满"，能"安魂养神"，可治疗"忧恚，惊邪，恐悸"。《名医别录》言其能令人"好睡"，可"保神，守中"。甄权言茯苓"善安心神"。《日华子本草》言其可"补五劳七伤，安胎，暖腰膝，开心益志，止健忘"。李东垣言其能"平火止泄，除虚热"。

茯苓可配伍人参、桂枝等，治疗心气不足烦闷者。如《备急千金要方》中的茯苓补心汤，方用茯苓、桂心、甘草、紫石英、人参、麦冬、大枣、赤小豆，可用于治疗"心气不足，善悲愁恚怒，衄血，面黄，烦闷，五心热"者。

《伤寒论》中的茯苓四逆汤，可治疗过用汗下所致的阴阳两虚烦躁证。误汗伤阳，误下伤阴，阴阳两虚，致阴阳不交，水火不济而烦躁。用茯苓四逆汤回阳益阴，宁心安神。方中所用茯苓有宁心通阳之效。

《妇人大全良方》记载的半夏茯苓汤可治疗"虚烦吐逆""百节烦疼"的妊娠恶阻。认为"妊妇有痰，必生阻病"。方用半夏、生姜、茯苓、熟地黄、橘红、北细辛、人参、芍药、紫苏、川芎、苦桔梗、甘草。

茯苓配伍陈皮、半夏等可治疗妊娠恶阻烦躁者，如《杨氏家藏方》所载的赤茯苓散，可治妊娠恶阻，心胸烦闷，头晕恶心，四肢昏倦，呕吐痰水，恶闻食气。方用赤茯苓、半夏、陈皮、桔梗、熟干地黄、白术、川芎、人参、赤芍、旋覆花、甘草。

茯苓味甘而淡，甘则能补，淡则能渗，药性平和，为利水消肿之要药。茯苓既可祛邪，又可扶正，利水而不伤正气。茯苓善渗泄水湿，健脾渗湿而止泻，尤宜于脾虚湿盛泄泻。茯苓可益心脾而宁心安神，常用治心脾两虚，气血不足之心悸、失眠、健忘等。

[**用法用量**] 煎服，9~15 g。

[**使用注意**] 虚寒精滑者忌服。

[**历代论述**]

《神农本草经》曰："主胸胁逆气，忧恚惊邪恐悸，心下结痛，寒热烦满，咳逆，口焦舌干，利小便。久服安魂，养神，不饥，延年。"

《世补斋医书》曰："茯苓一味，为治痰主药，痰之本，水也，茯苓可以行水。痰之动，湿也，茯苓又可行湿。"

[**现代研究**] 茯苓水煎剂腹腔注射，可对抗皮下注射 50 mg/kg 咖啡因所致小鼠的过度兴奋。

15. 乌梅（《神农本草经》）

[**简述**] 乌梅为蔷薇科植物梅的近成熟果实。主产于浙江、福建、云南等地。夏季果实近成熟时采收，低温烘干后闷至皱皮，色变黑时即成。去核生用或炒炭用。

[**性味归经**] 酸、涩，平。归肝、脾、肺、大肠经。《神农本草经》曰："酸，辛。"

[**功效主治**] 敛肺止咳，涩肠止泻，安蛔止痛，生津止渴。

乌梅一则能生津液，二则酸能收敛浮散之气，三能平肝木，故可除烦满，安心神，治疗烦躁焦虑状态。《神农本草经》言乌梅能"除热烦满，安心"。《本草易读》言乌梅可"止燥渴而泄烦满，平久嗽而住渴痢"。《雷公炮制药性解》言乌梅"主生津液，解烦热"。《伤寒论》中乌梅丸可治"蛔虫动作""烦闷呕吐"。《本草经解》言"乌梅味酸，能收浮热，吸气下行，所以止烦满也。心者火也，木之子也，味酸气平，能平肝木，木和心自安也。"

乌梅芳香行气入肝胃，能疏肝解郁，醒脾，理气和中。治疗肝胃气滞之胁肋胀痛、脘腹痞满、嗳气纳呆等。乌梅芳香能行气，化痰散结，可治疗痰气郁结之梅核气。

［用法用量］煎服，3~10 g，大剂量可用至 30 g。外用适量，捣烂或炒炭研末外敷。止泻止血宜炒炭用。

［使用注意］外有表邪或内有实热积滞者均不宜服。

［历代论述］

《神农本草经》曰："下气，除热烦满，安心，肢体痛，偏枯不仁，死肌，去青黑痣，恶肉。"

《本草纲目》曰："敛肺涩肠，止久嗽泻痢，反胃噎膈，蛔厥吐利。"

《本草求真》曰："乌梅酸涩而温……入肺则收，入肠则涩，入筋与骨则软，入虫则伏，入于死肌、恶肉、恶痣则除，刺入肉中则拔……痈毒可敷，中风牙关紧闭可开，蛔虫上攻眩仆可治，口渴可止……宁不为酸涩收敛之一验乎。"

16. 甘草（《神农本草经》）

［简述］甘草为豆科植物甘草、胀果甘草或光果甘草的根及根茎。主产于内蒙古、新疆、甘肃等地。春、秋采挖，以秋采者为佳。除去须根，晒干，切片，生用或蜜炙。

［性味归经］甘，平。归心、肺、脾、胃经。

［功效主治］补脾益气，祛痰止咳，缓急止痛，清热解毒，调和诸药。

甘草治疗烦躁焦虑状态，性能平和。《名医别录》言甘草可"下气"，治"烦满"。《伤寒论》中的甘草干姜汤可治烦躁吐逆厥冷。甘草附子汤能治疗骨节烦痛，汗出短气，小便不利，恶风不欲去衣，或身微肿者。甘草泻心汤可治心下痞硬，呕烦，雷鸣下利。

甘草能补益心气，益气复脉。可用于心气不足所致脉结代，心动悸者。本品味甘，善入中焦，具有补益脾气之力。甘草能止咳，兼能祛痰，还略具平喘作用。味甘能缓急，善于缓急止痛。对脾虚肝旺的脘腹挛急作痛或阴血不足之四肢挛急作痛，均常与白芍同用。甘草能调和药性，在许多方剂中都可发挥调和药性的作用，还长于解毒，应用十分广泛。

［**用法用量**］煎服，1.5~9 g。

［**使用注意**］与京大戟、芫花、甘遂相反。甘草大剂量久服可致水钠潴留，导致水肿。

［**历代论述**］

《名医别录》曰："温中下气，烦满短气，伤脏咳嗽。"

《本草汇言》曰："和中益气，补虚解毒之药也。"

《本草正》曰："味至甘，得中和之性，有调补之功，故毒药得之解其毒，刚药得之和其性……助参芪成气虚之功。"

［**现代研究**］甘草含三萜类（三萜皂苷甘草酸的钾、钙盐为甘草甜素，是甘草的甜味成分）、黄酮类、生物碱、多糖等成分。甘草有抗心率失常作用，缓解胃肠平滑肌痉挛及镇痛作用。

17. 防风（《神农本草经》）

［**简述**］防风为伞形科植物防风的根。主产于东北及内蒙古东部。春、秋二季采挖未抽花茎植株的根，除去须根及泥沙，晒干。切片，生用或炒炭用。

［**性味归经**］辛、甘，微温。归膀胱、肝、脾经。

［**功效主治**］祛风解表，胜湿止痛，止痉。

《易·乾》云："水流湿，火就燥，云从龙，风从虎……各从其类也。"孔颖达曰："此二者以形象相感。水流于地，先就湿处；火焚其薪，先就燥处。"烦躁多为火邪所致，然木能生风，风邪过甚则燥火易生。防风虽为温药，然能除风邪，适用于风邪所致的烦躁焦虑状态。《神农本草经》言防风可治"烦满"。《日华子本草》言其可治"心烦体重"，能"补中益神""安神定志，匀气脉"。

防风配伍茯神、远志、菖蒲、龙齿可治疗妇人风邪癫狂，能安神定志。如《太平圣总方》中的"防风散"，可治疗"妇人风邪癫狂，或啼泣不止，或歌笑无度，或心神恐惧，或言语失常"。方用防风、茯神、独活、人参、远志、龙齿、菖蒲、石膏、牡蛎、秦艽、禹余粮、桂心、甘草、炙蛇蜕。

防风配伍人参、羚羊角、桑白皮可治疗脾脏中风，胸膈烦闷者。如《奇效良方》中的"防风散"，可治"脾脏中风，手足缓弱，舌强语涩，胸膈烦闷，志意恍惚，身体沉重"。方用防风、麻黄、人参、川芎、炮附子、桂心、黄芪、赤茯苓、酸枣仁、白术、独活、桑白皮、羚羊角、甘草。

防风配伍白芷、当归、桔梗等，可治疗风毒导致的风疽兼有烦热者。如《奇效良方》中的"防风汤"，可治"风毒中人，留血脉不散，与荣卫相搏，结成风疽，身体烦热，昏冒肿痛"。方用防风、柴胡、白芷、焙麻黄、木通、焙当归、羌活、炮附子、炒桔梗、炙甘草。

《备急千金要方》中的"防风汤"可治"身体四肢节解如堕脱，肿，按之皮陷，头眩短气，温温闷乱，欲吐者方"。方用防风、白术、知母、桂心、川芎、芍药、杏仁、甘草、半夏、生姜。

防风辛温发散，气味俱升，以辛散祛风解表为主，虽不长于散寒，但能胜湿、止痛。防风甘缓微温不峻烈，外感风寒、风湿、风热表证均可配伍使用。防风能祛风止痒，可以治疗多种皮肤病，其中尤以风邪所致之瘾疹瘙痒者常用。防风既能辛散外风，又能息内风以止痉，可用于治疗破伤风证。

［**用法用量**］煎服，4.5~9 g。

［**使用注意**］本品药性偏温，阴血亏虚、热病动风者慎用。

［**历代论述**］

《神农本草经》曰："主大风头眩痛，恶风，风邪，目盲无所见，风行周身，骨节疼痹，烦满。"

《名医别录》曰："主治胁痛，胁风头面去来，四肢挛急，字乳金疮内痉。"

《药类法象》曰："治风通用。泻肺实，散头目中滞气，除上焦风邪。"

［**现代研究**］防风有镇静作用，防风水煎剂给小鼠灌胃，可明显减少小鼠自发活动次数，并与阈下催眠剂量戊巴比妥钠有协同作用。防风草中的防风草内酯对麻醉狗有降压作用，并能抑制离体蛙心收缩。

18. 杏仁（《神农本草经》）

［**简述**］杏仁为蔷薇科植物山杏、西伯利亚杏、东北杏或杏的成熟种子。主产于我国东北、内蒙古、华北、西北、新疆及长江流域。夏季采收成熟果实，除去果肉及核壳，晾干，生用或炒用。

［**性味归经**］苦，微温；有小毒。归肺、大肠经。

［**功效主治**］止咳平喘，润肠通便。

杏仁除烦的记载，见于《本草经集注》，言其主治"贲豚，惊痫，心下烦热，风气去来，时行头痛"等。《神农本草经疏》认为"其主心下烦热者，邪热客于心肺之分也"。杏仁所治烦躁，多并见肺系疾病。

杏仁味苦降泄，兼能宣发肺气，止咳平喘，为治咳喘之要药，如风寒咳喘，胸闷气逆，配麻黄、甘草，以散风寒宣肺平喘，如三拗汤等。杏仁质润多脂，味苦而下气，能润肠通便。杏仁亦可治蛲虫病、外阴瘙痒。

［**用法用量**］煎服，3~10 g，宜打碎入煎剂，或入丸、散剂。

［**使用注意**］阴虚咳喘及大便溏泻者忌用。本品有小毒，用量不宜过大。婴儿慎用。

［**历代论述**］

《本草拾遗》曰："杀虫。以利喉咽，去喉痹、痰唾、咳嗽、喉中热结生疮。"

《珍珠囊药性赋》曰："除肺热，治上焦风燥，利胸膈气逆，润大肠气秘。"

《本草便读》曰："功专降气，气降则痰消嗽止。能润大肠，故大肠气闭者可用之。"

［**现代研究**］杏仁的胃蛋白酶水解产物对乙酸引起的小鼠扭体有抑制作用。小鼠热板法和醋酸扭体法证实苦杏仁苷皮下注射 100~800 mg/kg，有镇痛作用，且无耐受性。

二、古今方剂辑要

1. 栀子豉汤（《伤寒论》）

［**组成**］栀子十四个（擘），香豉四合（绵裹）。

［**用法**］上二味，以水四升，先煮栀子，得二升半，内豉，煮取一升半，去滓，分为二服，温进一服，得吐者，止后服。

［**功效**］清热除烦。

[**主治**]胸中无形郁结之热而致的烦躁。发汗吐下后，余热郁于胸膈，身热懊恼，虚烦不得眠，胸脘痞闷，按之软而不痛，嘈杂似饥，但不欲食，舌质红，苔微黄，脉数。

[**历代论述**]

《医方集解》曰："此足太阳、阳明药也。烦为热胜，栀子苦寒，色赤入心，故以为君。淡豉苦能发热，腐能胜焦（肾气为热，心气为焦，豉蒸署而成，故为腐），助栀子以吐虚烦，故以为臣。酸苦涌泄为阴也。此吐无形之虚烦，若膈有实邪，当用瓜蒂散（王海藏曰：烦气也，躁血也，烦出于肺，躁出于肾，故用栀子治肺烦，香豉治肾躁。亦用作吐药，以邪在上焦，吐之则邪散，经所谓在上者因而越之也。或问烦躁皆心为之，何谓烦出于肺，躁出于肾，曰：热则烦，热甚则躁，烦为阳，躁为阴，大抵皆心火为病，火旺则金燥而水亏，惟火独在，故肺肾合而为烦躁，按：大便软者为吐证，大便秘者为下证，若大便微溏者，不可服，以里虚寒在下，虽烦非蕴热也。若宿食而烦躁者，栀子大黄汤主之）。"

[**评述**]栀子豉汤所治烦躁焦虑状态，其病机为热郁胸膈扰心，"得吐者，止后服""其高者，因而越之"充分体现了《内经》对吐法的认识。"虚烦"之"虚"言其热之无形。

栀子豉汤有一系列的变化方，有治疗热在胸膈"心烦不得眠""烦热胸中窒""心烦腹满"的栀子厚朴汤及"身热不去微烦"的栀子干姜汤等，当辨证选用。此外，栀子豉汤在煎药时，当注意先煎栀子，后纳豆豉。

2.大青龙汤（《伤寒论》）

[**组成**]麻黄（去节）六两，桂枝（去皮）二两，甘草（炙）二两，杏仁（去皮尖）四十枚，石膏如鸡子大（碎），生姜（切）三两，大枣十二枚（擘）。

[**用法**]上七味，以水九升，先煮麻黄，减二升，去上沫，内诸药，煮取三升，去滓，温服一升。取微似汗，汗出多者，温粉扑之；一服汗者，停后服；若复服，汗多亡阳，遂虚，恶风烦躁，不得眠也。

[**功效**]发汗解表，清热除烦。

［**主治**］风寒表实兼有内热烦躁者。外感风寒，里有郁热证。恶寒发热，头身疼痛，无汗，烦躁，口渴，脉浮紧。

［**历代论述**］

《伤寒贯珠集》曰："以发汗而泄表实，加石膏，以除里热而止烦躁，非桂枝汤所得而治者矣。盖其病已非中风之常病，则其法亦不得守桂枝之常法，仲景特举此者，欲人知常知变，不使拘中风之名，而拘解肌之法也。若脉微弱，汗出恶风，则表虚不实，设与大青龙汤发越阳气，必致厥逆筋惕肉瞤，甚则汗多而阳亡矣，故曰此为逆。逆者虚以实治，于理不顺，所以谓之逆也……至于大青龙证，其辨不在营卫两病，而在烦躁一证，其立方之旨，亦不在并用麻、桂，而在独加石膏。"

［**评述**］外感病治疗不当，外感虽除，余邪则仍伏留为害。张锡纯曾治一人，前医不识大青龙汤证，误投麻黄汤，服后无汗出，胸中烦躁加剧，自觉"屋隘莫能容"，诊其脉洪滑而浮。张锡纯处以大青龙汤加天花粉24 g，服后5分钟，周身汗出如洗，病情痊愈。

在治疗外感病时，当祛除伏邪，烦躁辨证当注意外感余邪伏留与否。方后注中言过服大青龙汤可导致"汗多亡阳，遂虚，恶风烦躁，不得眠也"，即形成了亡阳虚烦而烦躁不眠的状态。大青龙汤在应用时，尤其应该注意的是，若"脉微弱，汗出恶风者"，不可服之。

3. 桂枝甘草龙骨牡蛎汤（《伤寒论》）

［**组成**］桂枝一两（去皮），甘草二两（炙），牡蛎二两（熬），龙骨二两。

［**用法**］上四味，以水五升，煮取二升半，去滓，温服八合，日三服。

［**功效**］温补安神。

［**主治**］心阳不足，心神浮越而烦躁。

［**历代论述**］

《伤寒寻源》曰："经云：火逆下之。因烧针烦躁者，此汤主之。此证较上条稍轻，以元阳尚未至飞越，故无取蜀漆迅疾之性，急追以滋扰。但下后烧针误而再误，因致烦躁，则此烦躁，非太阳病汗不出之烦躁，又非少阴病吐利后之烦躁，是已具起卧不安之象，而为惊狂之渐，即伏亡阳之机。故主桂枝入心助阳，而加甘草、龙骨、牡蛎，以安中而镇逆也。"

［评述］本方适用于心阳虚，心神浮越所致的烦躁。与肾阳亡而躁的四逆汤形成对比。此方中桂枝用量较小，意在防止用量过大而加重烦躁。

4. 小建中汤（《伤寒论》）

［组成］桂枝三两（去皮），甘草二两（炙），大枣十二枚（擘），芍药六两，生姜三两（切），胶饴一升。

［用法］上六味，以水七升，煮取三升，去渣，内饴，更上微火消解。温服一升，日三服。

［功效］温中补虚，和里缓急。

［主治］中焦化源不足所致心虚，心悸烦。中焦虚寒，肝脾不和，腹中拘急疼痛，喜温喜按，神疲乏力，虚怯少气；或心中悸动，虚烦不宁，面色无华；或伴四肢酸楚，手足烦热，咽干口燥。舌淡苔白，脉细弦。

［历代论述］

《古今名医方论》曰："柯韵伯曰：桂枝汤为治表而设，佐以芍药者，以自汗故耳。自汗本表证，而所以自汗者，因于烦，烦则由里热也。此汤倍芍药，加胶饴，名曰建中，则固为里剂矣。然由伤寒内热虽发，而外寒未除，势不得去桂、姜，以未离于表，而急于建中，故以小名之。其剂不寒不热，不补不泻，惟甘以缓之，微酸以收之，故名曰建耳。所谓中者有二：一心中悸而烦，烦则为热，悸则为虚，是方辛甘以散太阳之热，酸苦以滋少阴之虚，是建膻中之宫城也；一腹中急痛，急则为热，痛则为虚，是方辛以散厥阴之邪，甘以缓肝家之急，苦以泻少阳之火，酸以致太阴之液，是建中州之都会也。若夫中气不足，劳倦所伤，非风寒外袭者，《金匮》加黄芪，以固腠理而护皮毛，则亡血失精之症自宁。此阳密乃固之理也。"

［评述］小建中汤擅于治疗正虚邪入所导致的烦躁，能够扶正祛邪，除烦安神。《伤寒论》中记载小建中汤所治为"伤寒二三日，心中悸而烦者"，成无己曰："心悸者，气虚也，烦者，血虚也。"中焦化源不足，可导致心虚，表现为心悸烦，故用小建中汤补益中焦化源以除烦。

5. 干姜附子汤（《伤寒论》）

［**组成**］干姜一两，附子一枚（生用，去皮，切八片）。

［**用法**］上二味，以水三升，煮取一升，去滓，顿服。

［**功效**］回阳救急。

［**主治**］阳气大伤，虚阳外扰，昼日烦躁不得眠，夜而安静。

［**历代论述**］

《伤寒论》曰："下之后，复发汗，昼日烦躁不得眠，夜而安静，不呕，不渴，无表证，脉沉微，身无大热者，干姜附子汤主之。"

［**评述**］干姜附子汤所治疗的烦躁焦虑状态为阳气大伤、虚阳外扰者，表现为"昼日烦躁不得眠，夜而安静"，阳气逾虚，逾受鼓动，则烦躁逾甚。

该方为四逆汤去甘草，方后注有"顿服"，可见该方为急用之方。干姜附子汤药用两味，回阳救急，针对肾阳虚烦躁者。《伤寒论》中强调干姜附子汤所治为"不呕，不渴，无表证"者，在使用中当注意鉴别。

6. 大柴胡汤（《伤寒论》）

［**组成**］柴胡半斤，黄芩三两，芍药三两，半夏半升（洗），生姜五两（切），枳实四枚（炙），大枣十二枚（擘），大黄二两。

［**用法**］上八味，以水一斗二升，煮取六升，去滓，再煮，温服一升，日三服。

［**功效**］和解少阳，内泻热结。

［**主治**］少阳阳明合病。适用于胆火郁结重证之烦躁。往来寒热，胸胁苦满，呕不止，郁郁微烦，心下痞硬，或心下满痛，大便不解或协热下利，舌苔黄，脉弦数有力。

［**历代论述**］

《伤寒论辨证广注》曰："上主疗云'默默烦闷'，当即是仲景大柴胡汤证中云'郁郁微烦'义同。但烦闷者，其热已极，甚于微烦。所以大柴胡汤中，复加知母、葳蕤之苦寒甘润，以清解之也。"

［**评述**］大柴胡汤所治疗的"默默烦闷""郁郁微烦"，为"心下急"胆火郁结之重证，与小柴胡汤相区别。大柴胡汤用枳实、大黄下其里热，

故烦躁能除。

7. 小柴胡汤（《伤寒论》）

[组成] 柴胡半斤，黄芩三两，人参三两，甘草三两（炙），半夏半升（洗），生姜三两（切），大枣十二枚（擘）。

[用法] 上七味，以水一斗二升，煮取六升，去滓，再煎，取三升，温服一升，日三服。

[功效] 和解少阳。

[主治] 伤寒少阳证。往来寒热，胸胁苦满，默默不欲饮食，心烦喜呕，口苦，咽干，目眩，舌苔薄白，脉弦者。热入血室证。妇人伤寒，经水适断，寒热发作有时。黄疸、疟疾以及内伤杂病而见少阳证者。

[历代论述]

《伤寒论·辨太阳病脉证并治中》曰："伤寒五六日，中风，往来寒热，胸胁苦满，默默不欲饮食，心烦喜呕，或胸中烦而不呕，或渴，或腹中痛，或胁下痞硬，或心下悸，小便不利，或不渴，身有微热，或咳者，小柴胡汤主之。"

[评述] 小柴胡汤所治疗的伤寒少阳证中有"胸胁苦满，默默不欲饮食，心烦喜呕"的症状描述，可以理解为郁闷不舒兼有烦躁焦虑状态。其中的柴胡、黄芩可疏泻肝胆之火，且小柴胡汤的加减方中有"若胸中烦而不呕，去半夏、人参，加栝蒌实一枚"，若用小柴胡汤治疗烦躁焦虑状态而不呕吐者，则用"小柴胡去半夏人参加栝蒌汤"更为合适。

8. 柴胡加龙骨牡蛎汤（《伤寒论》）

[组成] 柴胡四两，龙骨、黄芩、生姜（切）、铅丹、人参、桂枝（去皮）、茯苓各一两半，半夏二合半（洗），大黄二两，牡蛎一两半（熬），大枣六枚（擘）。

[用法] 上十二味，以水八升，煮取四升；内大黄切如棋子，更煮一两沸，去滓，温服一升。

[功效] 和解少阳，通阳泄热，重镇安神。

[主治] 正虚邪陷，痰热扰神，三焦壅滞引起的发热，胸胁苦满，烦

躁谵语，惊惕不安，小便不利，苔黄津少，舌质红，脉弦数，或沉紧等。

[历代论述]

《退思集类方歌注》曰："此方用柴胡汤全方，治胸满身重之半表里；加铅丹、龙、牡以镇烦惊，茯苓以利小便，大黄以止谵语；心烦谵语而不去人参者，以惊故也。此乃正气虚耗，邪已入里，而复外扰三阳，故现证错杂，药亦随证施治……肝胆惊痰用此方，以治癫痫必有济。"

《伤寒论辨证广注》曰："上方用柴胡为君，专走少阳，以解胸膈之烦满，用人参、半夏、姜、枣、茯苓为臣，以健脾利小便而疗身重。用龙骨、牡蛎、铅丹为佐，以镇心除惊热，辅以大黄者，乃涤胃实而止谵语也，使以桂枝者，兼入太阳而外行肢体也。要是方也，表里齐走，补泻兼施，通涩并用，恐非仲景之旧，或系叔和采辑时有差错者，若临是证而用是药，吾不敢也。何也？倘谓胸满谵语，是实证，则当用大黄者，不当用人参。倘谓惊烦、小便不利、身重是虚证，则当用人参、大枣、茯苓、龙骨等药者，不当用大黄，况龙骨、牡蛎、铅丹，皆系重坠、收涩、阴毒之品，恐非小便不利、身重所宜。《尚论篇》称此方有安内攘外、补天浴日之功，余实愚蒙，不敢信以为是也。"

《伤寒名医验案精选》曰："周连三治疗狂证医案：彭某某，男，32岁，4年前受精神刺激后，精神失常，狂躁妄动，打人骂人，久治不愈，住精神病院久治不效。证见面红目赤，狂躁妄动，打人骂人，毁坏器物，撕衣裸体，目光炯炯，少睡少食，哭笑无常，舌质红，苔黄腻，脉洪数。治以柴胡、黄芩各24克，半夏21克，生姜15克，茯苓、龙骨、牡蛎各30克，桂枝9克，铅丹6克，大枣12枚，大黄18克。服后涌吐痰涎两碗余，泄下风沫，夜能安睡，诸证减轻。后减铅丹为3克，大黄为9克，连续服用4剂，继以它药调治而愈。"

[评述]柴胡加龙骨牡蛎汤可治疗烦躁焦虑状态，其作用的机制，一则能和解少阳，二则能镇惊除烦。该方多适用于烦躁焦虑状态兼有惊悸不安者，表现为胸满烦惊，病机为少阳胆火内郁，扰乱肝魂。

9.柴胡桂枝干姜汤（《伤寒论》）

［**组成**］柴胡半斤，桂枝（去皮）三两，干姜二两，瓜蒌根四两，黄芩三两，牡蛎（熬）二两，甘草（炙）二两。

［**用法**］上七味，以水一斗二升，煮取六升，去滓，再煎取三升，温服一升。日三服，初服微烦，复服汗出便愈。

［**功效**］和解散结，温里祛寒。

［**主治**］伤寒胸胁满微结，小便不利，渴而不呕，但头汗出，往来寒热，心烦；疟疾寒多热少，或但寒不热。

［**历代论述**］

《伤寒贯珠集》曰："伤寒五六日，已发汗而复下之，胸胁满，微结，小便不利，渴而不呕，但头汗出，往来寒热，心烦者，此为未解也，柴胡桂枝干姜汤主之。王叔和本在太阳篇中，今移置此。汗下之后，胸胁满微结者，邪聚于上也。小便不利，渴而不呕者，热胜于内也。伤寒汗出，周身漐漐，人静不烦者，为已解。但头汗出而身无汗，往来寒热，心烦者，为未欲解。夫邪聚于上，热胜于内，而表复不解，是必合表里以为治，柴胡、桂枝以解在外之邪，干姜、牡蛎以散胸中之结，栝蒌根、黄芩除心烦而解热渴，炙甘草佐柴胡、桂枝以发散，合芩、瓜蒌、姜、蛎以和里，为三表七里之法也。"

［**评述**］柴胡桂枝干姜汤与小柴胡汤方后注中"胸中烦而不呕"的加减法即小柴胡汤去半夏人参加瓜蒌汤相似（此处为瓜蒌根）。该方所治疗的烦躁焦虑状态多兼有水饮，寒水之气将胸膈腠理闭塞，火不能外出，故见心烦。

10.黄连阿胶汤（《伤寒论》）

［**组成**］黄连四两，黄芩二两，芍药二两，鸡子黄二枚，阿胶三两。

［**用法**］上五味，以水六升，先煮三物，取二升，去滓；内胶烊尽，小冷；内鸡子黄，搅令相得。温服七合，日三服。

［**功效**］滋阴清火。

［**主治**］阴虚火旺，心肾不交，心中烦，不得卧。

［历代论述］

《伤寒论》曰："少阴病，得之二三日以上，心中烦，不得卧，黄连阿胶汤主之。"

［评述］黄连阿胶汤治疗烦躁焦虑状态，适用于素体阴虚者。肾阴亏虚，不能上济则心火亢盛，表现为心中烦躁，不得卧。黄连阿胶汤能滋阴养血，清虚火。本方与栀子豉汤所治疗的虚烦不同，栀子豉汤的虚烦，是指邪热无形，此处虚烦，为肾阴不足，二者当区别对待。

11.甘草泻心汤（《伤寒论》）

［组成］甘草四两，黄芩，人参，干姜各三两，黄连一两，大枣十二枚（擘），半夏半升（洗）。

［用法］上七味，以水一斗，煮取六升，去滓，再煎，温服一升，日三服。

［功效］和胃补中，降逆消痞。

［主治］中虚湿热痞利重症，心下痞硬，但以满为主，下利日数十行，腹中雷鸣，干呕，少气，心烦不得安。狐惑病表情沉默，精神不振，身热，失眠，烦躁，喉痛，咽烂，阴痒，阴部或阴中溃疡，唇内侧烂或舌两侧溃疡，颊膜有溃疡面，不欲饮食，恶闻食臭。

［历代论述］

《伤寒论》曰："下利日数十行，谷不化，腹中雷鸣，心下痞硬而满，干呕，心烦不得安。"

《古今名医方论》曰："若伤寒中风，正在太阳，无用人参之例。虽下而复下，为胃中虚，不可用也。但用甘草缓其下利之急速，和其客气之上逆，温其中气之不调，补其心烦之不安焉耳。心下硬满，痞之候也；紧反入里，痞之诊也。按之濡，关上浮，为痞尚未成，故无用房荆之六十万，但假将军之先声以夺之。此渍以麻沸汤，须臾去滓，仅得其无形之气，不用其有形之味也。心下痞，恶寒者，为兼有之症，明系表邪未解；心下痞而复恶寒者，为续见之证，明系阳气外亡，况加以汗出乎！兼见者，以两汤治之；续见者，以一汤救之。其附子则煮汁者，是取三黄之气轻，取附子之力重也。然胃居心下，心下痞者，胃痞也。不曰泻胃，而曰泻心，恐混以苦寒，伤其胃阳，又误为传入阳明，以治阳明之法治之也。此仲景之微旨也。"

［评述］甘草泻心汤治疗烦躁焦虑状态，适用于脾胃虚弱，寒热错杂者，为虚气上逆，浊气不降所致，兼见心下痞硬而满，干呕，心烦不得安。

12. 酸枣仁汤（《金匮要略》）

［组成］酸枣仁炒二升，甘草一两，知母二两，茯苓二两，芎䓖二两。

［用法］上五味，以水八升，煮酸枣仁得六升，内诸药，煮取三升，分温三服。

［功效］养血安神，清热除烦。

［主治］肝血不足，虚热内扰证。虚烦失眠，心悸不安，头目眩晕，咽干口燥，舌红，脉弦细。

［历代论述］

《成方便读》曰："治虚劳虚烦不得眠，此汤主之。夫肝藏魂，有相火内寄，烦自心生。心火动则相火随之，于是内火扰乱，则魂无所归。故凡有夜卧魂梦不安之证，无不皆以治肝为主，欲藏其魂，则必先去其邪。方中以知母之清相火，茯苓之渗湿邪，川芎独入肝家，行气走血，流而不滞，带引知、茯，搜剔而无余。然后，枣仁可敛其耗散之魂，甘草以缓其急悍之性也。虽曰虚劳，观其治法，较之一于呆补者不同也。"

［评述］酸枣仁汤治疗的烦躁焦虑状态多为阴虚所致者。"虚劳虚烦不得眠"，此处的虚烦，为阴虚内热所生之烦，由虚热所致，如《医学统旨》中所言"虚烦者，心中烦扰，郁而不宁也"。肝阴虚，则肝不能藏魂，阴虚生热，肝魂不安，导致了烦躁焦虑。故用知母清热除烦，用茯苓甘草补中安神除烦，用川芎疏肝调血。

13. 百合地黄汤（《金匮要略》）

［组成］百合七枚，生地黄汁一升。

［用法］上洗，煎百合如前法，取一升，去滓，内地黄汁，煎取一升五合，温分再服。中病勿更服，大便当如漆。

［功效］润养心肺，凉血清热，益气安神。

［**主治**］百合病。

［**历代论述**］

《金匮要略》云："论曰：百合病者，百脉一宗，悉致其病也。意欲食复不能食，常默默，欲卧不能卧，欲行不能行，饮食或有美时，或有不用闻食臭时，如寒无寒，如热无热，口苦，小便赤，诸药不能治，得药则剧吐利，如有神灵者，身形如和，其脉微数。"

《金匮要略》云："百合病，不经吐、下、发汗，病形如初者，百合地黄汤主之。"

［**评述**］百合病，表现为"常默默，欲卧不能卧，欲行不能行，饮食或有美时，或有不用闻食臭时，如寒无寒，如热无热"，与烦躁焦虑的状态相吻合。针对烦躁焦虑者，有主见变幻不定，恍惚去来者，再则见口苦、脉微数等阴虚表现者，可以选用《金匮要略》中治疗百合病的系列方。百合地黄汤是百合病正治之方，强调用泉水煎服，取其下热利小便，养阴清热之功。百合知母汤可用于发汗后，对于烦躁阴伤者效果更好。

14. 麦门冬汤（《金匮要略》）

［**组成**］麦门冬七升，半夏一升，人参三两，甘草二两，粳米三合，大枣十二枚。

［**用法**］上六味，以水一斗二升，煮取六升，温服一升，日三夜一服。

［**功效**］清养肺胃，降逆下气。

［**主治**］虚热肺痿，胃阴不足证。

［**历代论述**］

《金匮要略》曰："火逆上气，咽喉不利，止逆下气者，麦门冬汤主之。"

《金匮发微》曹颖甫云："火逆一证，为阳盛劫阴，太阳篇所谓'误下烧针，因致烦躁'之证也。盖此证胃中津液先亏，燥气上逆，伤及肺脏，因见火逆上气。胃中液亏则咽中燥，肺脏阴伤，则喉中梗塞，咽喉所以不利也。麦门冬汤，麦冬、半夏以润肺而降逆，人参、甘草、粳米、大枣以和胃而增液，而火逆可愈。喻嘉言不知肺胃同治之法，漫增清燥救肺汤，则不读书之过也。"

［**评述**］麦门冬汤能润肺胃，清心火，适用于阴虚火旺，熏灼于肺，燥气逆于上而烦躁者。为烦躁焦虑降燥逆的方法。方中麦冬滋养肺胃之阴，能使阴复气降。

15. 温胆汤（《集验方》）

［**组成**］生姜四两，半夏二两（洗），橘皮三两，竹茹二两，枳实二枚（炙），甘草一两（炙）。

［**用法**］上锉为散。每服四大钱，水一盏半，加生姜五片，大枣一枚，煎七分，去滓，食前服。

［**功效**］理气化痰，和胃利胆。

［**主治**］胆郁痰扰证。胆怯易惊，头眩心悸，心烦不眠，夜多异梦；或呕恶呃逆，眩晕，癫痫。苔白腻，脉弦滑。

［**历代论述**］

《集验方》曰："大病后，虚烦不得眠，此胆寒故也。"

《三因极一病证方论》曰："治心胆虚怯，触事易惊，或梦不祥，或异象感，遂致心惊胆慑，气郁生涎，涎与气搏，变生诸证，或短气悸乏，或复自汗，四肢浮肿，饮食无味，心虚烦闷，坐卧不安。"

［**评述**］《集验方》中温胆汤治疗"大病后，虚烦不得眠"。《集验方》中的温胆汤较《三因极一病证方论》中的温胆汤，生姜用量大，针对大病后"胆寒"所致的虚烦不眠，适用于体虚及病后不寐的虚烦焦虑者。

16. 补中益气汤（《内外伤辨惑论》）

［**组成**］黄芪，病甚、劳役热甚者一钱，甘草（炙）各五分，人参（去芦）三分，当归（酒焙干或晒干）二分，橘皮（不去白）二分或三分，升麻二分或三分，柴胡二分或三分，白术三分。

［**用法**］水二盏，煎至一盏，去滓，食远稍热服。

［**功效**］补中益气，升阳举陷。

［**主治**］脾虚气陷证。饮食减少，体倦肢软，少气懒言，面色萎黄，大便稀溏，舌淡脉虚；以及脱肛、子宫脱垂，久泻久痢，崩漏等。气虚发热证。身热自汗，渴喜热饮，气短乏力，舌淡，脉虚大无力。

［历代论述］

《内外伤辨惑论》卷中："气高而喘，身热而烦，其脉洪大而头痛，或渴不止，皮肤不任风寒而生寒热。"

《古今名医方论》曰："凡脾胃一虚，肺气先绝，故用黄芪护皮毛而闭腠理，不令自汗；元气不足，懒言气喘，人参以补之；炙甘草之甘以泻心火而除烦，补脾胃而生气。此三味，除烦热之圣药也。佐白术以健脾；当归以和血；气乱于胸，清浊相干，用陈皮以理之，且以散诸甘药之滞；胃中清气下沉，用升麻、柴胡气之轻而味之薄者，引胃气以上腾，复其本位，便能升浮以行生长之令矣。补中之剂，得发表之品而中自安；益气之剂，赖清气之品而气益倍，此用药有相须之妙也。"

［评述］补中益气汤补气升阳，甘温除热，治疗烦躁焦虑状态兼有体倦乏力，喘息，身热烦躁，脉洪大头痛，口渴，怕风者。该方治疗阴火上冲烦躁者，李东垣认为："是热也，非表伤寒邪皮毛间发热也，乃肾间脾胃下流之湿气闭塞其下，致阴火上冲，作蒸蒸燥热。"

17. 黄连解毒汤（《肘后备急方》，名见《外台秘要》引崔氏方）

［组成］黄连三两，黄芩、黄柏各二两，栀子十四枚（擘）。

［用法］上四味，切，以水六升，煮取二升，分二服。

［功效］泻火解毒。

［主治］三焦火毒证。大热烦躁，口燥咽干，错语不眠；或热病吐血、衄血；或热甚发斑，或身热下利，或湿热黄疸；或外科痈疡疔毒，小便黄赤，舌红苔黄，脉数有力。

［历代论述］

《医方考》曰："阳毒上窍出血者，此方主之……治病必求其本，阳毒上窍出血，则热为本，血为标，能去其热，则血不必治而归经矣。故用连、芩、栀、柏苦寒解热之物以主之。然惟阳毒实火，用之为宜。若阴虚之火则降多亡阴，苦从火化而出血益甚，是方在所禁矣。"

［评述］本方皆苦寒之品，清火之力强，可用于实火烦躁焦虑者。

18. 清气散（《杨氏家藏方》）

[**组成**] 牛黄一两半，石膏一两半，大黄，甘草（炙），白僵蚕（炒去丝嘴）以上三味各半两，天南星曲一两，朱砂三钱（别研），脑子三钱（别研）。

[**用法**] 上件为细末。每服二钱，用新汲水调下，食后。

[**功效**] 清散积热。

[**主治**] 热积身热而渴，恍惚惊悸之烦躁不宁证。

[**历代论述**]

《杨氏家藏方》："治风壅热盛，涎潮气急，烦躁不宁，身热作渴，恍惚惊悸。"

[**评述**] 本方可以祛风，同时散积热，适用于风壅热盛的烦躁不宁者。

19. 资血汤（《妇人大全良方》）

[**组成**] 马鞭草、荆芥穗各四两，桂心、枳壳、川芎、当归、赤芍药各二两，牡丹皮一两。

[**用法**] 上为粗末，每服四钱。乌梅一个，水二盏，同煎至一盏，去滓，空心、食前，日四服。

[**功效**] 凉血化瘀，通经除烦。

[**主治**] 室女经闭成劳烦躁。妇人血热气虚，经候涩滞不通，致使血聚，肢体麻木，浑身疼痛，烦倦。或室女年及，经脉未行，日渐黄瘦，将成劳疾。

[**历代论述**]

《妇人大全良方》曰："治妇人血热气虚，经候涩滞不通，致使血聚，肢体麻木，浑身疼痛，烦倦。或室女年及，经脉未行，日渐黄瘦，将成劳疾，切不可便投红花破硬等药，他日为患也。若是前证，则憎寒发热，五心烦躁，饮食减少，宜服此药滋养而通利也……有此证服至半月，经脉自通。此方至妙，不可轻视，非一二服便见特达之效而鄙之。仍服后，素有诸疾，因此药皆去矣。"

[**评述**] 此方适用于闭经内有瘀血为患的烦躁焦虑状态者。

20. 羚羊角散（《太平圣惠方》）

［**组成**］羚羊角屑一两，葛根半两（锉），黄芩半两，赤芍药半两，石膏二两，麦门冬三分（去心），甘草半两（炙微赤，锉），柴胡一两（去苗），赤茯苓一两，栀子仁半两。

［**用法**］上件药，捣粗罗为散。每服三钱，以水一中盏，入竹叶七片，豉三十粒，煎至六分，去滓，不计时候温服。

［**功效**］清热除烦。

［**主治**］心胸烦热，渴逆头痛。

［**评述**］羚羊角散治疗烦躁焦虑状态，偏重于清热除烦，方中石膏、栀子可清热除烦，茯苓安神，柴胡、黄芩清肝胆之火。

21. 千里流水汤（《集验方》）

［**组成**］半夏三两（洗），生姜四两，麦门冬三两（去心），酸枣仁二两，甘草二两（炙），桂心三两，黄芩二两，草薢二两，人参二两，茯苓四两，秫米一升。

［**用法**］上十一味，切，以千里流水一斛，煮米令蟹目沸，扬之万遍，澄清一斗，煮诸药取三升，分三服。忌海藻、菘菜、羊肉、饧酢、生葱。

［**功效**］和胃除烦，安神助眠。

［**主治**］虚烦不得眠。

［**评述**］千里流水汤尤适用于烦躁焦虑状态失眠者，方中半夏、秫米、千里流水，取《内经》中半夏秫米汤之义。方中麦冬、黄芩可清热除烦，茯苓可补虚除烦，共奏和胃除烦，安神助眠之效。

22. 黄芩散（《太平圣惠方》）

［**组成**］黄芩一两，赤茯苓一两，石膏二两，麦门冬一两（去心），甘草半两（炙微赤锉），葛根半两（锉），甘菊花半两。

［**用法**］上件药，捣粗罗为散。每服三钱，以水一中盏，入豉二七粒，淡竹叶二七片，煎至五分，去滓，入生地黄汁一合，更煎一两沸，不计时候温服。

［**功效**］清热除烦。

［**主治**］心胸烦热，头痛目涩，烦渴不止。

［**评述**］黄芩汤中黄芩、石膏、麦冬可清热除烦，加豆豉可解郁烦，加生地汁可解虚烦，适用于心胸烦热，烦渴不止者。

23. 真珠散（《太平圣惠方》）

［**组成**］真珠粉，琥珀末，寒水石，天竺黄，马牙硝半分，铁粉，朱砂，甘草末半分（生用），栝蒌根末，以上各一分。

［**用法**］上件药，同研令细。每服半钱，不计时候，以竹叶汤方温调下。

［**功效**］安镇魂魄，清心除烦。

［**主治**］心胸烦热，口舌干燥，心神不利。

［**评述**］真珠散中的珍珠粉、琥珀能安镇魂魄，寒水石、天竺黄能清热除烦，朱砂、甘草、天花粉皆能除烦，多金石类药物，效力峻猛，当注意不能过用久用。

三、方药运用规律探讨

外感病兼烦躁，病程较短，但若治疗不当，则导致余邪伏留为害，故外感烦躁不可忽视。烦躁焦虑状态可由思虑过度状态、惊悸不安状态、郁闷不舒状态等演变而来，也可与其他状态并见。"诸躁狂越，皆属于火"，纵观烦躁焦虑状态的论治，多从火热论治，如清火热的栀子豉汤、清虚热的百合地黄汤等。但是也有从风论治的方法，如用防风祛风除烦等。还有以小建中汤、补中益气汤等补中除烦的方法。妇人因其生理特点，有子烦、经前期烦躁、更年期烦躁等特殊烦躁焦虑状态，当结合具体特点辨证论治。

第三节　非药物疗法

中医的治疗体系由药物疗法和非药物疗法两大系统共同构成，中医治疗六大法门：砭、针、灸、药、按跷、导引，除了药以外，其他五种皆是外治疗法。中医非药物疗法内容丰富，临床使用范围广，针、灸、推拿、刮痧、火罐、理疗、火疗、药物熏蒸、热敷、文化养生、食疗养生、经络养生、情志养生、环境养生等都有各种不同的医疗意义，且安全、方便、无毒副作用，是中华民族几千年来强身治病的重要保障。调节烦躁焦虑状态不仅要借助药物，更要重视非药物疗法的作用。

一、中医心理疗法

心理疗法又叫精神疗法，与化学、天然药物及物理治疗不同，是医者与患者交往接触过程中，通过语言来影响患者的心理活动的一种方法。此疗法古已有之，翻开中国古代医家的医著，中医先哲们从整体宏观的角度探讨了"形神"即心身间的生理病理关系，构筑起朴素的心身医学体系，形成了具有民族特色的"脏腑藏神""七情内伤"的基本理论和本土化的"情志相胜"的操作技术，留下了耐人寻味的经典医案。《灵枢·师传》中"告之以其败，语之以其善，导之以其所便，开之以其所苦"因势善导的记载，可以说是中医心理学疏导法的最早记载。《儒门事亲》中记载了张从正运用各种中医心理疗法无药而愈病的验案，从中可窥见古代中医心理疗法的一斑。临床上对于烦躁焦虑状态患者的心理调节主要有以下几种方法：

（一）静心宁志法

《素问·上古天真论》强调："恬淡虚无，真气从之，精神内守，病安从来？"静心宁志法是中医防病治病的重要方法，也是中医心理学中配合药物治疗的常用方法。

处于烦躁焦虑状态的患者神浮气躁，单纯用药难收良效，可配合静心宁志法，引导患者放松精神，意守丹田，消除杂念，内敛精气。在心理状态得到缓解的同时，其他如紧张性头痛、腹泻、胃痛等躯体症状亦可得到缓解。具体运用时，可采取语言疏导，也可用一些技巧手法来导入静心之境，如导引行气法、清心静养法、坐禅等。正如《灵枢·官能》所说："缓节柔筋而心和调者，可使导引行气。"

（二）转移法

此法是针对因过度纠结于某事引起心身疾病而采取将患者注意力引导到其他方面的一种心理治疗方法。包括使患者情感转移、注意力转移、意念转移、疼痛感觉转移等。《素问·移精变气论》指出"古之治病，惟其移精变气，可祝由而已"。这里的移精，就是指转变患者的精神、意志、思念、注意力等；变气，就是指通过移精，以充利气血、调整气机，使病向愈。

如果患者因为某件事或某个人而感觉心情烦躁，焦虑不安，医者可通过该法转移患者的注意力，使其精神得到适当的放松，从而缓解不良情绪，才能更好地调畅气机，缓解病情。

（三）释疑法

此法是通过一定方法，解除烦躁焦虑患者不必要的怀疑、猜疑或过虑担心。

一个人整天处于烦躁焦虑状态，穷思竭虑、偏执怀疑，往往导致精神心理异常、行为异常或心身疾病。过思过虑则暗耗心血，消蚀心气。用释疑法可解除疑虑，引导患者正确认识事物。包括说理解释、暗示、以疑释疑等多种方式。暗示是一种心理现象，有积极暗示和消极暗示之分。如果对烦躁焦虑患者采取消极暗示，只会"雪上加霜"，令其更加烦躁；这时应该对其采取积极暗示，告诫他这是正常现象，乌云终会散尽，同时多回想以前经历过的美好情景和值得自豪的事情，就能缓解心理压力。

二、中医经络疗法

（一）针灸疗法

针灸治疗烦躁焦虑状态，常常能取得较好的效果，笔者结合临床经验和相关文献的论述，选择以下穴位做简单的介绍。

1. 关冲　手少阳三焦经井穴。

［**定位**］在手环指尺侧端，距指甲角 0.1 寸。

［**历代论述**］《普济方》："主舌卷口干，心烦闷，穴关冲。"

2. 内关　手厥阴心包经络穴，八脉交会穴之一。

［**定位**］位于前臂正中，腕横纹上 2 寸，桡侧屈腕肌腱与掌长肌腱之间。

［**历代论述**］《普济方》："凡心虚则心烦，穴内关。"

3. 通里　手少阴心经络穴。

［**定位**］在前臂掌侧，当尺侧腕屈肌腱的桡侧缘，腕横纹上 1 寸。

［**历代论述**］

《扁鹊神应针灸玉龙经》曰："连月虚烦面赤妆，心中惊恐亦难当。通里心原真妙穴，神针一刺便安康。"手法用泻法："直针半寸，泻之，禁灸。"

《普济方》："主烦心，穴通里。"

4. 列缺　手太阴肺经络穴，八脉交会穴，通任脉。

［**定位**］在前臂桡侧缘，桡骨茎突上方，腕横纹上 1.5 寸，当肱桡肌与拇长展肌腱之间。

［**历代论述**］

《针灸集成》：主治"烦躁"。

《针灸甲乙经》："寒热咳呕沫""饥则烦""列缺主之"。

5. 阳溪　手太阴肺经经穴。

［**定位**］腕背横纹桡侧，手拇指向上翘起时，当拇长伸肌腱与拇短伸肌腱之间的凹陷中。

［**历代论述**］《普济方》："治热病烦心，穴阳溪。"

6. 尺泽　手太阴肺经合穴。

［**定位**］在肘横纹中，肱二头肌腱桡侧凹陷处。

［**历代论述**］

《针灸甲乙经》："心膨膨痛（《千金》云烦闷乱），少气不足以息，尺泽主之。"

《普济方》："主心烦，穴尺泽、少泽。"

7. 中脘　任脉穴位，胃之募穴，八会穴之腑会。

［**定位**］在上腹部，前正中线上，当脐中上4寸。

［**历代论述**］

《针灸逢源》："凡人饮食后忽然腹中不快，或烦躁如狂，心腹搅痛欲吐不吐，蓦然仆晕，面目青黑，四肢逆冷。涎唾沉水或嚼生豆而不知腥，或嚼生矾不涩者，是中蛊也。"

《普济方》："治心闷，穴中脘。"

8.中府　手太阴肺经穴位，肺募穴。

［**定位**］正坐或仰卧，在胸部的外上方，云门下1寸，平第1肋间隙，距前正中线6寸处。

［**历代论述**］《针灸甲乙经》："肺系急""胸满悒悒然""胸中热""寒热烦满""中府主之"。

9.中极　任脉穴位，膀胱募穴。

［**定位**］在下腹部，前正中线上，当脐中下4寸。

［**历代论述**］《针灸甲乙经》："奔豚上抢心，甚则不得息，忽忽少气，尺厥，心烦痛，饥不能食……中极主之。"

10.章门　属足厥阴肝经穴位，脾之募穴，八会穴脏会。

［**定位**］位于腹侧，腋中线第十一肋骨端稍下处，屈肘合腋时，当肘尖尽处。

［**历代论述**］《针灸甲乙经》："腹中肠鸣盈盈然，食不化，胁痛不得卧，烦，热中，不嗜食，胸胁楮满，喘息而冲，膈呕，心痛，及伤饱，身黄，骨瘦羸，章门主之。"

11.灵墟　足少阴肾经穴位。

［**定位**］胸部，当第3肋间隙，前正中线旁开2寸。

［**历代论述**］《针灸甲乙经》："胸中楮满，痛引膺，不得息，闷乱烦满，不得饮食，灵墟主之。"

12.厥阴俞　足太阳膀胱经穴位，背俞穴。

［**定位**］在背部，当第4胸椎棘突下，旁开1.5寸。

［**历代论述**］《针灸聚英》："邪气在里，烦为内不安，躁为外不安。

伤寒六七日,脉微,手足厥冷,烦躁,灸厥阴俞穴。"此为治疗外感兼有烦躁者。

13. 完骨　足少阳胆经穴位。

[**定位**]在头部,当耳后乳突的后下方凹陷处。

[**历代论述**]《针灸甲乙经》:"风头,耳后痛,烦心,及足不收失履,口喝僻,头项摇瘛痛,牙车急,完骨主之。"

14. 神庭　督脉穴位,督脉、足太阳、阳明之会。

[**定位**]人体的头部,当前发际正中直上 0.5 寸。

[**历代论述**]《针灸甲乙经》:"风眩善呕,烦满,神庭主之。"

（二）天灸疗法

天灸疗法是将药物研为细末,调制成合适的剂型,敷贴于辨证后所选的穴位或患部。天灸疗法能使药性通过皮毛腠理由表及里,循经络传至脏腑,以调节脏腑气血阴阳,对烦躁焦虑状态有改善作用。天灸疗法治疗烦躁,常取足心,引火下行,既能治疗实火导致的烦躁焦虑状态,又能治疗虚火所致的烦躁焦虑状态。现介绍两个天灸治疗法如下。

《厘正按摩要术》中治小儿实热,解烦之法:"用铅粉一两,以鸡蛋清调匀,敷胸口及两手心,复用酿酒小曲十数枚,研烂,和热酒作二饼,贴两足心,布扎之",最后达到热除"心里清凉"的效果。

《中国民间常用疗法》中以吴茱萸适量,研为细末,用醋调膏,晚上贴于涌泉穴,次日除去,连贴 10~15 次。治烦躁多梦,眩晕耳鸣,面目潮红者。

三、音乐疗法

音乐疗法是指利用音乐艺术以调节人的心情,促使疾病向愈的一种方法。音乐疗法可以对人的生理和心理状态产生一系列的影响。音乐通过声波有规律的频率变化,作用于大脑皮质,并对丘脑下部和边缘系统产生效应,调节激素分泌、血液循环、胃肠蠕动、新陈代谢等,从而改变人的情绪体验和身体功能状态。音乐疗法对治疗中医五种心理紊乱状态有很好的临床价值，其中对于烦躁焦虑者宜选用轻松舒缓的音乐。

1.音乐疗法的追古溯源　从战国到清代的历史文献中，记载了大量有关音乐疗法的论述和临床实例，可以说我国是音乐治疗最古老的发源地之一。早在《灵枢·五音五味》中就记载有"五音"，"五音"又称"五声"，即中国古代音乐中记谱的宫、商、角、徵、羽五个音阶。五音配属于不同的脏腑，脏腑的功能状态也可通过五音反映出来。

2.现代音乐疗法概述　音乐疗法通过生理和心理两个方面来治疗疾病。一方面，音乐声波的频率和声压会引起生理上的反应。音乐的频率、节奏和有规律的声波振动，是一种物理能量，而适度的物理能量会引起人体组织细胞发生和谐共振现象，能使颅腔、胸腔或某一个组织产生共振，这种声波引起的共振现象，会直接影响人的脑电波、心率、呼吸节奏等。科学家认为，人处在优美悦耳的音乐环境中，可以改善神经系统、心血管系统、内分泌系统和消化系统的功能，促使人体分泌一种有利于身体健康的活性物质，可以调节体内血管的流量和神经传导。另一方面，音乐声波的频率和声压会引起心理上的反应。良性的音乐能提高大脑皮质的兴奋性，改善人们的情绪，激发人们的感情，振奋人们的精神。同时有助于消除心理、社会因素所造成的紧张、焦虑、忧郁、恐怖等不良心理状态，提高应激能力。

现代科学和许多实验证明，人体各种器官都具有一定的振动频率，人体发生病变时器官的振动频率也会发生改变，而音乐通过本身的声波振动与人体听觉器官、听神经产生共鸣就可以影响病变器官频率，并使之调谐，从而达到治病的目的。人们对音乐的感受和体验，不仅是一个生理过程，也是一个心理过程。处于烦躁焦虑状态的人，终日烦躁，"心中扰乱，郁郁而不宁"，可给予悦耳动听、悠悠轻快的旋律，令其心绪平定。如徵调式乐曲，这类乐曲活泼轻松，具有"火"之特性，可入心，代表曲《紫竹调》等；如果长期被一些烦恼的事情所困扰，肝脏就会使体内本该流动的气处于停滞状态，久之就会逐渐消耗肝脏能量，产生抑郁、易怒、乳房胀痛、口苦、痛经、舌边部溃疡、眼部干涩、胆小、容易受惊吓等症状，此类患者可以听角调式乐曲，这类乐曲亲切爽朗，有"木"之特性，可入肝，代表曲如《胡笳十八拍》等。

四、食疗法

食疗法在治疗烦躁焦虑状态时有重要的作用，烦躁焦虑状态的病程相对较长，而饮食疗法易于被患者接受，又能长久地发挥作用，防止病程反复。《普济方》中即言"烦热""烦躁昏愦"者适宜使用食疗法。如"夫烦热者，由阴阳更虚，阴气偏少，阳气暴胜故也。亦有风热相搏，风毒攻心，烦躁昏愦，狂言失志，宜食治之。"

（一）单味食物

1. 藕（《嘉祐本草》）

［**性能**］性寒。

［**主治**］生食则主治霍乱后虚渴、烦闷、不能食，清热破血，除烦渴，解酒毒。熟补五脏，实下焦。长服生肌肉，令人心喜悦。

2. 梨（《嘉祐本草》）

［**性能**］味甘，微酸，性寒。

［**主治**］除客热，止心烦，不可多食。主热结，多食令人寒中，食则动脾，惟病酒烦渴食之甚佳，亦不能却疾。

3. 鸭（《嘉祐本草》）

［**性能**］性寒。

［**主治**］主补中益气，消食，和葱豉作汁饮之，去卒（猝）烦热。

4. 杏（《证类本草》）

［**性能**］性热。

［**主治**］主咳逆上气，金创，惊痫，心下烦热，风头痛。

5. 粳米（《食疗本草·卷二十五》）

［**性能**］性平。

［**主治**］主益气，止烦止泄。其赤则粒大而香，不禁水停。其黄绿即实中。

6. 杨梅（《嘉祐本草》）

〔**性能**〕性温。

〔**主治**〕主和脏腑，调腹胃，除烦愦，消恶气，去痰实。

7. 蜜（《证类本草·卷二十三》）

〔**性能**〕微温。

〔**主治**〕主心腹邪气，诸惊痫，补五脏不足气。益中止痛，解毒。能除众病，和百药，养脾气，除心烦闷，不能饮食。

8. 猕猴桃（《证类本草·卷二十三》）

〔**性能**〕性寒。

〔**主治**〕主下丹石，利五脏。其熟时，收取瓤和蜜煎作煎。服之去烦热，止消渴。久食发冷气，损脾胃。

9. 曲（《食疗本草》）

〔**性能**〕味甘，大暖。

〔**主治**〕疗脏腑中风气，调中下气，开胃消宿食。主霍乱，心膈气，痰逆。除烦，破癥结及补虚，去冷气，除肠胃中塞、不下食。令人有颜色，六月作者良，陈久者入药，用之当炒令香。

10. 冬瓜子（《食疗本草·卷下》）

〔**性能**〕性寒。

〔**主治**〕小腹水臌胀。其子主益气耐老，除心胸气满，消痰止烦。

11. 甜瓜（《证类本草》）

〔**性能**〕性寒。

〔**主治**〕止渴，益气，除烦热。多食令人阴下痒湿，生疮。

12. 越瓜（《食疗本草·卷下》）

〔**性能**〕性寒。

〔**主治**〕利阴阳，益肠胃，止烦渴，不可久食，发痢。

13. 鹅肉（《食疗本草》）

〔**性能**〕性冷。

〔**主治**〕利五脏，解烦止渴，白者胜。又性冷，不可多食。

（二）食谱

1. 生地黄粥（《普济方》）

[主治]治心膈虚燥，烦渴，不多饮食，小便赤涩。

[制作]生地黄一合，生姜汁半合，蜜一合，粳米二合，淡竹沥二合，上将水煮粥熟，下地黄姜汁，煮令熟。次下蜜，并竹沥，搅转，食后良久，或临卧食。

2. 藕实羹（《普济方》）

[主治]治烦热去渴，补中，养神益气。除百疾，令人心神娱畅。

[制作]藕实三两新嫩者，甜瓜皮四两切，莼菜四两切，上以豉汁相和作羹，调和食之。

3. 鸡子羹（《普济方》）

[主治]治心下烦热，止渴。

[制作]鸡子三枚，莼菜一斤切，淡竹笋四两去皮切，上以豉汁相和作羹，临熟破鸡子，投入羹中食之。

4. 茯神粥（《太平圣惠方》）

[主治]治心胸结气，烦热或渴，狂言惊悸。

[制作]茯神一两，羚羊角屑半两，粳米二合，上捣细，罗为面，与米同煮为粥食之。

5. 藿叶根（《太平圣惠方》）

[主治]治气壅烦热或渴。

[制作]藿叶一斤切，葱白一握切，上以豉汁中煮，调和作羹食之。

6. 滑石粥（《太平圣惠方》）

[主治]治膈上烦热多渴，通利九窍。

[制作]滑石二两碎，粳米二合，上以水三大盏，煎滑石至二盏，去滓，下米煮粥，温食之。

7. 酸枣仁粥（《太平圣惠方》）

[主治]治心脏烦躁，不得睡卧。

[制作]酸枣仁一两捣为末，粳米二合，上煮米作粥，临熟下酸枣仁

末半两，搅匀食之。

8.玉屑饭（《太平圣惠方》）

［**主治**］治胸中伏热，心烦躁闷，口干气逆。

［**制作**］梁米饭一盏，绿豆四两研，上将饭散粉内，拌令匀，入汤内，煮令熟，用豉汁和食之。

除了食疗法的应用，还当注意平时饮食中的禁忌，如食用苋菜可"动气，令人烦闷，冷中损腹"。

五、六字诀呵法

六字诀是通过呬、呵、呼、嘘、吹、嘻六个字发音口型的吐纳法，调整脏腑经络气血的运行。呵法对烦躁焦虑状态有改善作用，《针灸神书》中言"心源烦躁急须呵，此法通神更莫过，喉内口疮并热病，依之目下便安和"。

呵字读"喝"音，不发出声音，忌出音于口鼻，呼时当慢慢读，拖长音至结束，呼出体内浊气，再缓缓地吸进新鲜空气。

第四节 抑郁障碍烦躁焦虑状态治疗举隅

一、抑郁障碍烦躁焦虑状态病机分析

中医学强调"形与神俱"，精神心理的异常变化往往是躯体性疾病发生的潜在病理因素。《素问·阴阳应象大论》云："人有五脏化五气，而生喜怒悲忧恐。"烦躁焦虑状态主要由情志所伤，病位主要在肝，但可涉及心、脾、肾等脏腑。其病机复杂多变。

（一）实证

1.肝郁化火，心神被扰　肝郁气滞，气机不利，上不得宣，下不得泄，

日久化火。"气有余便是火",郁久则必化火,炼液为痰,痰热上扰蒙窍,"心主神明"功能失调,轻则扰动心神,可出现心烦急躁、不寐多梦,重可扰动神明,出现癫狂、谵语。《张聿青医案·痰火》指出:"肝郁之极,气结不行,由胠胁而蔓及虚里,气郁则痰滞,滞则机窍不宣,是神机不运,在乎痰之多寡,痰踞机窍之要地,是以阻神明、乱魂魄。"肝郁化火,火性炎上,蒸灼津液成痰,遇有外风则易风痰上扰头窍,发为中风。火灼脉络则可出现血证。《张聿青医案·吐血》曰:"吐血……良由平素郁结,郁则伤肝,木为火母,阳明胃府居肝之上,为多气多血之乡,肝郁而气火上浮,则阳明独当其冲,胃络损破,血即外溢。"火于上焦可为衄血、咯血;于中焦可为胃痛、呕血;于下焦可为便秘、血淋。

2. 肝胆湿热,情志失调　肝与胆通过经脉的相互属络构成表里关系。肝气疏泄正常,促进胆汁的泌泄,胆汁排泄正常,又有利于肝气疏泄。李东垣《脾胃论》云:"胆者,少阳春生之气,春气生则万物安。"《素问·四气调神大论》云:"逆春气则少阳不生,肝气内变。"肝胆功能失调遵循着由表及里、由腑到脏的过程。若肝胆疏泄失常,感受湿热病邪,湿热内阻,或脾胃运化失调,湿浊内生,郁而化热,熏蒸肝胆,均可导致肝胆湿热。肝胆湿热情况下,疏泄失常,致使情志活动异常,患者神志不安,可出现心烦气躁、易焦虑、失眠多梦等表现;疏泄失职,肝气郁滞,不通则痛,故胁肋胀痛不安;湿热中阻,脾胃纳运失司,则有纳呆腹胀,泛恶欲呕;肝胆湿热,疏泄不利,胆汁不循常道,发于肌肤,可有身目发黄,正如张仲景《伤寒论》云:"瘀热在里,身必发黄。"

（二）虚证（心肾不交,神志不安）

《慎斋遗书》云:"夫肾属水,水性润下,如何而升?盖因水中有真阳,故水亦随阳而升至于心,则生心中之火。"正常情况下心肾相交,水火既济。而长期处于烦躁焦虑状态,一方面肝郁化火、心神被扰日久,阴液亏损,虚热内扰,心火独亢,不能下交于肾;另一方面,肾阴是一身之阴的根本,肝阴充足能补充肾阴,烦躁焦虑状态下肝郁化火日久,耗伤肾阴,使亏损的肾阴不能上奉于心。《证治准绳》云:"心肾是水火之脏,法天地施生化成之道，故藏精神，为五脏之宗主。"这阐明了心肾二脏与神志的密切关系。肾阴亏损，心火偏亢，水不济火，神志不安，则见心烦焦虑，心悸不安，失眠多梦。此外，心火亢盛可见口干口苦，肾阴不足可见腰膝酸痛、耳鸣、盗汗等症状。

烦躁焦虑状态的主要病机分虚实两面，实证主要见于为肝郁化火，肝胆湿热，虚证主要见于心肾不交。在实证基础上常常形成风、瘀、痰、虚等诸多病理变化，从而使体内出现进一步的气血阴阳失衡、神失所养，而这些病理变化又是烦躁焦虑状态得以长期维持而加重疾病的关键所在。正如《临证指南医案》曰："郁则气滞，气滞久则必化火热。热则津液耗而不流，升降之机失度。初伤气分，久延血分，延及郁劳沉疴。"日久化火伤阴则有目赤、眩晕等阴虚火旺之证；阴虚动风则有肢体麻木不仁，筋肉跳动，甚则手足拘挛不收等症状。

二、抑郁障碍烦躁焦虑状态临床治疗

我们团队在总结抑郁障碍患者临床用药规律的基础上，采用或通调气机、或怡悦情志等多元化治法。而针对不同心理紊乱状态又有其独特的治疗方法。对于处于烦躁焦虑状态下的患者，其治疗更着重于虚实两方面的病机，或清除肝火，或清利湿热，或交通心肾以除躁安神。在长期的临床实践基础上，我们总结出针对抑郁障碍烦躁焦虑状态的经验方。

（一）烦躁焦虑状态肝胆湿热证

治法：清利肝胆，清躁除烦。

推荐方药：清利肝胆除烦方。龙胆 12 g，黄芩 10 g，栀子 10 g，生地黄 10 g，当归 20 g，柴胡 18 g，甘草 9 g，淡豆豉 10 g，泽泻 10 g，珍珠母 30 g，龙骨 30 g，琥珀（冲服）3 g。

方药分析：清利肝胆除烦方是基于龙胆泻肝汤加减而来。龙胆泻肝汤出自清代汪昂《医方集解》，具有清泻肝胆实火、清利肝经湿热之功。本方为原方去木通，加淡豆豉、珍珠母、龙骨、琥珀而成。龙胆为君药，大苦大寒，既能清利肝胆实火，又能清利肝经湿热。黄芩、栀子为臣药，苦寒泻火，燥湿清热，共助君药加强清利湿热作用。生地黄、柴胡、淡豆豉、栀子、当归、泽泻、珍珠母、龙骨、琥珀为佐药。泽泻渗湿泄热，导热下行，淡豆豉除烦、清郁热。实火所伤，损伤阴血，当归、生地黄养血滋阴，邪祛而不伤阴血，二者均入心肝经，肝藏血舍魂，心主血主神，血不足则魂无归所，神无所养则神魂不明，二者并用养血安神，抑魂惑乱；珍珠母、龙骨潜降镇逆，重镇安神。

心理辨治方面，《本草备要》曰："（龙胆）泻肝胆火，下焦湿热。大苦大寒，沉阴下行。益肝胆而泻火（相火寄于肝胆，有泻无补，泻其邪热，即所以补之也）。"龙胆可以清肝胆火，改善心理状态。《证类本草》言黄芩可"去关节烦闷，解热渴"。《医宗金鉴》："盖栀子气味轻越，合以香豉能化浊为清，但使涌去客邪，则气升液化，而郁阿得舒矣。"龙胆、黄芩、栀子合用清除肝胆烦躁之火，有利于紊乱之气机恢复通畅。《饮片新参》言珍珠母可"平肝潜阳，安神魂，定惊痫，消热痞"。琥珀，《名医别录》曰"主安五脏，定魂魄"，可镇静安神除烦乱，缓解患者心情烦躁、失眠多梦的症状。

（二）烦躁焦虑状态心肾不交证

治法：交通心肾，清躁除烦。

推荐方药：交通心肾除烦方。黄连 6 g，阿胶（烊化）12 g，白芍 20 g，磁石 30 g，肉桂 6 g，陈皮 12 g，白术 10 g，柏子仁 20 g，酸枣仁 20 g，生甘草 6 g。

方药分析：黄连阿胶汤出自《伤寒论》，为少阴热化证的代表方，有扶阴散热、交通心肾之效。方中黄连泻心火，阿胶滋心肾之阴；白芍配黄连，酸苦泄热；配阿胶，酸甘化阴。诸药配伍，泻心火之热，补肾阴之损，使心肾交通，水火相济。《金匮要略·血痹虚劳病脉证并治第六》云："虚劳虚烦不得眠，酸枣仁汤主之。"久病伤阴，或七情内伤，或年老体衰，肾阴不足，水亏火浮，上扰心神，故烦躁焦虑。熟地黄、山药、山茱萸滋补肝肾、填精益髓；附子、肉桂引火归元。盖心属火，肾属水，水升火降则阴阳平衡，神安而烦去。

心理辨治方面，黄连苦寒入心，清降心火，解心中烦躁，《本草备要》云："入心泻火，镇肝凉血，燥湿开郁，解渴除烦。"阿胶甘平入肾，滋阴补血养神。两药相伍，降心火，滋肾阴，使心火降、肾水旺，水火共济，除烦宁神。臣药以白芍酸甘，养血滋阴，《冯氏锦囊秘录》云芍药可"除烦益气"，助阿胶滋补肾水，除烦益气；磁石色黑入肾，震摄心神，除烦去热；佐以陈皮、白术健脾益气，防磁石重镇伤胃，同时补而不滞，滋而不腻，使虚得补而郁得疏，心得养而神自安；柏子仁，《神农本草经》云："味甘平，主惊悸，安五脏。"酸枣仁，《本草汇言》云："敛气安神，荣筋养髓，和胃运脾。"两药合用养心安神。使药以甘草甘平，补养心气，和中缓急，《名医别录》言甘草可"下气"，治"烦满"，治疗烦躁焦虑状态，性能平和。兼以调和诸药。

参考文献

［1］陈明，张印生.伤寒名医验案精选［M］.北京：学苑出版社，2000：23-86.

［2］王米渠.中医心理学［M］.武汉：湖北科学技术出版社，1986：11.

［3］杨力.黄帝内经心理养生之秘：心宽病自去［M］.北京：凤凰出版社，2010：22-23.

［4］田好雨，滕晶.滕晶教授基于"中医心理紊乱状态"凭脉辨治产后抑郁障碍的经验［J］.中医药导报，2021，27（6）：152-156.

［5］闫伟，刘明，齐向华.从中医心理紊乱状态运用系统辨证脉学技术辨治帕金森病验案［J］.山东中医杂志，2022，41（10）：1127-1130.

第五章 预防调护

《素问·四气调神大论》中说："圣人不治已病治未病，不治已乱治未乱，此之谓也。夫病已成而后药之，乱已成而后治之，譬犹渴而穿井，斗而铸锥，不亦晚乎！"由此可见疾病的治疗固然重要，但要未病先防、祛病延年，预防调摄才是根本。

预防调摄的基本原则是形神合一，即人的形体与精神必须要结合统一起来。南北朝范缜在《神灭论》一书中提出："神即形也，形即神也。是以形存则神存，形谢则神灭也。"又称："形者神之质，神者形之用。"只有形体康健，神才有所依附。同时，精神的调摄对形体的保养也十分重要，正如《素问·上古天真论》所说："恬淡虚无，真气从之，精神内守，病安从来。"因此，形与神的调摄缺一不可。根据基本原则，烦躁焦虑状态的预防调摄大致归纳为饮食有节、起居有常、精神调摄三个方面。

第一节　饮食有节

所谓饮食有节是指饮食要有节制，不能随心所欲，要讲究吃的科学和方法。饮食有节主要有以下三种含义。

一、节制食欲

嵇康《养生论》说："饮食不节，以生百病。"肥甘厚腻之品吃得太多，肠胃饱满，日积月累，就会滋生百病。所以，李时珍《本草纲目·谷部》说："饮食不节，杀人顷刻。"清人曹庭栋《老老恒言·饮食》中解释"饮食有节"时说"食欲数而少，不欲顿而多"，就是要少食多餐。

二、节律饮食

节律饮食，要求吃饭要有规律，形成良好的饮食习惯。一日三餐，食之有时，脾胃适应了这种进食规律，到时候便会做好消化食物的准备。对饮食宜定时这一点，《尚书》早就指出了"食哉惟时"，即人们每餐进食应有较为固定的时间，这样才可以保证消化、吸收正常地进行，脾胃活动时才能够协调配合、有张有弛。

三、饮食忌宜

对身体不需要的，对病情有害的，不清洁卫生的食品都要禁忌。孔子在《论语·乡党》中说："食不厌精，脍不厌细。食饐而餲，鱼馁而肉败，不食。色恶，不食。臭恶，不食。失饪，不食。不时，不食。割不正，不食。不得其酱，不食。肉虽多，不使胜食气。惟酒无量，不及乱。沽酒市脯，不食。不撤姜食，不多食。"

以上是最基本的饮食禁忌，对于不同体质的人来说，饮食偏宜也各不相同：木形人可多服健脾养肝、补益肝肾之品，使脾胃健运，肝气顺达，以防肝旺克脾，在饮食上可多吃姜、葱、荞、竹笋、淮山药、土豆、猪肉、鱼肉、蛋等；火形人可多吃健脾益肺、益肾养肝的食物或药食两用之品，如竹笋、蘑菇、薏苡仁、淮山药、花生、土豆、杜仲、牛膝等；土形人要多进食疏肝健脾、益肾祛湿功效的食物或药食两用之品，如玫瑰花、淮山药、砂仁、麦芽、芡实、益智仁等；金形人宜多进食具有健脾益肺、益肾养肝的食物或药食两用之品，如百合、淮山药、沙参、白果等；水形人宜多进食具有健脾益肾、温中祛湿功效的食物或药食两用之品，如砂仁、法半夏、白术、茯苓等。

处于健康状态下的不同体质之人，其饮食偏宜各不相同，而对于不同的疾病，适宜的饮食亦不同。从中医食疗学的角度来说，要做到"辨证施膳"。根据中医"虚者补之""实者泻之""热者寒之""寒者热之"的治疗原则，虚证患者以其阴阳气血不同之虚，分别给予滋阴、补阳、益气、补血的食品治之；根据实证患者不同的证候，给予功效不同的祛除实邪的食品，如清热化痰、活血化瘀、攻逐水邪等；寒性病证，给予温热性质的食品；热性病证，给予寒凉性质的食品等。

第二节　起居有常

起居有常是指在日常生活中的作息应顺应自然界的昼夜晨昏和春夏秋冬的变化规律并要持之以恒。

一、顺四时

一日之内随着昼夜晨昏阴阳消长的变化，人体的阴阳气血也进行相应的调节而与之相适应。人体的阳气在白天运行于外，推动着人体的脏腑器官进行各种功能活动，所以白天是学习或工作的最佳时机。夜晚，人体的阳气内敛而趋向于里，则有利于机体休息，以便进行适当的调整。一年四季具有春温、夏热、秋凉、冬寒的特点，生物体也相应具有春生、夏长、秋收、冬藏的变化。人体在四季气候条件下生活，也应顺应自然界的变化而适当调节自己的起居规律。《素问·四气调神大论》称"春三月……夜卧早起……夏三月……夜卧早起……秋三月……早卧早起……冬三月……早卧晚起。"意思是说，四季的作息时间应有所不同，"春夏养阳"，宜晚睡早起，而"秋冬养阴"则应"早卧早起"或"早卧晚起"。我们可以根据自己的具体情况对作息时间作适当调整。

二、适寒温

《吕氏春秋》云："天生阴阳、寒暑、燥湿，四时之化，万物之变，莫不为利，莫不为害。圣人察阴阳之宜，辨万物之利以便生，故精神安乎形，而年寿得长焉。"天产生阴阳，寒温和暑热，干燥和潮湿，四季的交替，万物的变迁，没有不带来好处的，也没有一样不带来害处的。圣人能察觉阴阳变化的合适情况，辨明万物变化的好处以有利于生命，因此精神能够安然地存在于形体之内，并且寿命能够长久。

三、节劳逸

（一）不妄作劳

1.不妄劳力　《素问·举痛论》云："劳则气耗。"过度劳力而耗气，损伤内脏的精气，以致脏气虚少，正气不足，给邪以入侵的机会。劳力过度亦可积劳成疾，导致形体的损伤。适度劳动是可以的，而且还能锻炼身体，但要在身体承受范围之内。

2.不妄劳神　《素问·阴阳应象大论》云："怒伤肝""喜伤心""忧伤脾""悲伤肺""恐伤肾。"七情的过激、过盛、过久，会使人体气机紊乱、脏腑阴阳气血失调，从而导致疾病的发生。只有保持愉悦安静，虚怀若谷的精神面貌，遇到意外事件才能正确处理，"自解""自语""自悟"，颐养真气，祛病增寿。

3.不妄劳肾　就是要注意房事，不可太过。"醉以入房"会耗损真元，肾藏精为先天之本，房劳太过，消耗肾精则劳动先天，极易罹患疾病，愈后较差。

（二）不宜过逸

《素问·宣明五气》云："久视伤血，久卧伤气，久坐伤肉，久立伤骨，久行伤筋。"流水不腐，户枢不蠹，安逸少动，可致人体气机不畅，升降出入功能异常，气不行则化热化寒，内生杂病，外易受邪。因此，要进行适当的活动，调动人体阳气，使其周转流行，护卫全身，提高人体免疫力，预防疾病的发生。

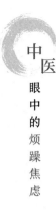

第三节 精神调摄

自从人类文明进入信息化时代，科学技术飞速发展，人们每日所接触的信息量远超从前。巨量的信息带来无限的机遇，也带给人们难以想象的压力。当今社会，最难以解决的医学问题莫过于心理问题，许多严重疾病的诱因都来源于长期过大的心理压力。因此，现代社会环境下，谈起疾病的预防调摄，就不能忽视人的精神状态。烦躁焦虑状态是人长期处于心理紊乱状态之下形成的精神调摄，对于这种状态的预防尤为重要。

一、精神内守

精神内守指精神内存，即精无妄伤、神无妄动。通过保持充沛的正气，抗拒病邪的伤害。《素问·上古天真论》云："虚邪贼风，避之有时，恬淡虚无，真气从之，精神内守，病安从来。"精神内守是使人的思想保持在一种少思、少欲、淡泊宁静状态的养生方法。调神贵在一个"静"字。恬淡虚无，在传统的精神调养方法中占有主导地位，并且深受道教和佛教思想的影响。但中医学的调神与道佛家消极的去世离俗、无欲无求、修仙行佛的方法有着根本的区别。人有各种欲望是自然的，只是不可过度，所谓"恬淡"是针对心神的易"躁乱"而言。凡人不能无思，但要适度用神、善于用神，摒除各种妄念，不奢求浮荣，不为利欲所诱惑，而"以公义胜私欲"，使心神专注于事业和工作等方面，自能"独立守神，肌肉若一"。或者在工作学习之余，闭目定志，在一段时间里处于心静神清的状态，也有益于身心健康。

烦躁焦虑状态常由于患者长期处于各种心理紊乱状态迁延日久发展而来，究其病因多责之于"心病"，患者心中躁扰不宁。处于这种状态下，无论外部给予什么治疗都有如扬汤止沸，只有做到"精神内守"，才能从源头上消除病因，使患者真正从烦躁焦虑状态中解脱出来。

二、修德养性

修德养性是通过加强品德修养来保健防病的方法。一个人品德的高低和心性的豁达与否能直接影响情绪的变化，正所谓"君子坦荡荡，小人长戚戚"。大凡高寿者都性格开朗，情绪乐观，具有良好的品德修养。因此历代养生家都强调道德习性的涵养，如"修身以道，修道以仁""己所不欲，勿施于人""苟利国家，不求富贵""诚勤身心，常修善事"等。修德养性是通过自我反省体察，使身心达到完美的境界，始终用平常心去应对日常的烦恼和不幸，戒生气、戒自卑、戒嫉妒、戒诱惑、戒暴怒。"恬淡虚无""精神内守"，心喜宁静，心静则神安，神安则体内真气顺和，减少发病的机会。

三、陶冶情操

情操是以某一或某类事物为中心的一种复杂的、有组织的情感倾向，是以人的社会需要为中介，以某种思想和社会价值观念为中心的高级情感，它是由情绪、情感和思想观念等复杂心理成分综合形成的。情操与人的思想观念、理想、信念、世界观和个性密切相关，所以比一般的情感有更高的稳定性、概括性、复杂性和倾向性。高尚的情操是精神生活的重要内容之一，它对调整人的行为、指导人的行动有着重要的意义。高尚的情操是在环境、教育和实践等影响下逐渐形成的。陶冶良好的情操，有利于增强心理素质，预防情志疾病的发生。陶冶情操的方法是多种多样的，如听音乐、阅读、旅游等，美妙的音乐可以抒发人的情感，拨动人的心弦，利用音乐中蕴含的力量抚慰杂乱的内心；深刻的散文、诗歌可以启发思想，培养品格，树立正确的人生观，面对诱惑不为所动，使人免于一些不必要的琐事；郊游可以让人与自然亲密接触，感受身体中本性的呼唤，放下平素的繁琐俗事，从不健康的情绪中解脱出来。

预防调护在治疗烦躁焦虑状态疾病的过程中有着重要的作用，通过合

中医
眼中的烦躁焦虑

理饮食、适度劳逸、调节情志等，可使人始终保持良好的生理与心理状态，增强心理素质，提高自身适应能力与免疫力，降低患病概率，得以"形与神俱，而尽终其天年"。

参考文献

[1] 黄帝内经素问 [M]. 田代华，整理. 北京：人民卫生出版社，2005.

[2] 萧统. 昭明文选 [M]. 影印本. 合肥：黄山书社，2010.

[3] 论语 [M]. 张燕婴，评注. 北京：中华书局，2006.

[4] 吕不韦. 吕氏春秋 [M]. 张双棣，张万彬，殷国光，等译注. 北京：中华书局，2007.

[5] 李时珍. 本草纲目 [M]. 倪泰一，李智谋，编译. 南京：江苏人民出版社，2011.

[6] 曹庭栋. 老老恒言 [M]. 黄作阵，祝世峰，杨煊，评注. 北京：中华书局，2011.

第六章 烦躁焦虑状态病案分析

第一节 烦躁焦虑状态古代验案分析

　　古代医案是医家临证的第一手资料，是临床诊疗的真实缩影，它具体体现了中医理法方药的综合应用，直接反应了古代医家的临床思维，是不可多得的教科书。古代医家记录医案，目的是积累和总结诊疗经验。学医者通过阅读医案，尽可能地还原前辈们的诊疗经过，不仅可以开阔眼界，增长见识，学到前辈的宝贵经验，更能加深对疾病病因、病机和辨证用药的认识。因此，多读医案是学医者快速建立、形成临床辨证思维的有效途径之一。烦躁焦虑状态跨越于古代医案的内外妇儿等各科之间，这种状态影响人的身心健康，既可以作为病因导致疾病的发生，又可以是疾病病痛引起的结果，此种结果可导致原有疾病的加重。在浩如烟海的古代医案中，蕴藏着众多关于烦躁焦虑状态的典型病案，笔者通过文献查询，将其中典型者摘录出来，尽量保持原医案的内容，加以整理和分析，以期发掘、整理出古代医家对于烦躁焦虑状态相关疾病的认识、用药规律及特点，有些古代验案的分析出于原文记载以保持原貌。

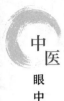

一、外感六淫

病案 1 琼兄内伤饮食，外感风邪，洒淅恶寒发热，烦躁不宁，已经表汗泻吐之后，小水短赤，口渴，腹中疼，夜不能睡，耳聋气塞，神魂不安，懊憹不已。予脉之，两寸滑大，左关弦，右关滑，两尺皆弦，皆七至。

［治法］疏解气机，清热散火。

［处方］先与柴苓汤加竹茹进之，耳稍聪，稍得睡，热仍不退，闻食气即呕，以《济生》竹茹汤加人参、麦冬、黄连，外与辰砂六一散三钱，服后神稍清，手足心仍热，用竹叶石膏汤，而热亦不退，且懊憹殊甚，合目即谵语。以栀子豆豉汤主之。服后晚间仍不得眠，两耳气塞难当。改以小柴胡汤合白虎汤进之，即得睡。睡中汗出二次，耳顿通利，因进食早，及发热口渴，舌上黄苔，此阳明余热复萌，乃用石膏七钱，甘草一钱，知母三钱，黄连一钱五分，百合、竹茹各一钱，竹叶三十片，急进而热全退，始得获安。

［分析］此患者之烦躁皆是因为外感引起气机阻滞，郁而化火，热邪最易扰心，伤气耗阴，在治法上既要外散表邪，疏理郁火，又要考虑病邪特点，注意清心安神。《素问·热论》中说："伤寒一日，巨阳受之。故头项痛，腰脊强。二日，阳明受之。阳明主肉，其脉挟鼻络于目，故身热目疼而鼻干，不得卧也。三日，少阳受之。少阳主胆，其脉循胁络于耳，故胸胁痛而耳聋。三阳经络皆受其病，而未入于脏者，故可汗而已。"据症状看乃少阳、阳明两经合病，先用小柴胡汤并五苓散加竹茹，一来用小柴胡汤疏解少阳之邪，二来用五苓散荡热导饮。程郊倩曰："邪在上焦，而治在下焦者，使浊阴出下窍，而清阳之在上焦者，自能宣化矣。心邪不从心泻，而从小便泻，又一法也。"竹茹甘寒，专清胃府之热，为虚烦烦渴、胃虚呕逆之要药，内虚用甘以安中，闷乱用淡以清胃，并且竹茹虽寒而滑，但能利窍，可无郁遏客邪之虑。后"耳稍聪，稍得睡"说明气机稍得舒，但"热仍不退，闻食气即呕"说明邪气仍郁，并且邪热扰胃，胃气虚损，接下来就是降逆和胃，清心安神了；后用栀子豆豉汤，乃因渴而小便不利者，当利其小便。

按仲景谓："伤寒汗吐下后，懊憹不得眠者，热在心胸之间，宜轻涌之。"用此轻清之方解心中之虚烦；后着重用清少阳的小柴胡汤和清阳明之热的白虎汤来清热。

［出处］《孙氏医案》。

病案2 邵伯成丈大令媛，时当仲夏之晦，经水适行，洗浴后，感冒风邪，误服人参补剂，大发寒热，呕吐烦躁，随即口噤，心烦不安，循衣摸床。

［治法］化痰定窍，清心安神。

［处方］半夏四钱，橘红二钱，白茯苓、枳实、竹茹、麦门冬各一钱，益元散三钱，生姜三片，水煎饮之。一帖而安。后稍劳，复头疼，痰火上冲，背胀腰痛。以柴胡、薄荷、甘草、枳壳、桔梗、酒芩、桑皮、半夏、麦冬、山栀仁、茯苓、生姜，调养痊愈。

［分析］此患者之烦躁是误补导致的。此患者患病正值仲夏之晦，暑湿偏胜，又"经水适行，洗浴后，感冒风邪"，困阻脾胃，聚湿成痰，脾失运化，肺失输布津液，上焦有痰，而又因误补，阻滞其气道而然。用温胆汤清心化痰加益元散使湿从下窍得出，痰火不扰心则神自安；后又因痰火上攻而致头痛，方药重在调理全身气机，清心泻火，化湿健脾而愈。

［出处］《孙文垣医案》。

二、痹病

病案1 王四十六岁，寒湿为痹，背痛不能转侧，昼夜不寐二十余日。两腿拘挛，手不能握，口眼㖞斜，烦躁不宁，畏风自汗，脉弦，舌苔白滑，面色昏暗且黄，睛黄，大便闭。

［治法］祛风化湿，行气健脾。

［处方］先以桂枝、杏仁、薏苡仁、羌活、广皮、半夏、茯苓、防己、川椒、滑石令得寐；继以前方去川椒、羌活，加白通草、蚕沙、草薢，得大便一连七八日均如黑蛋子；服至二十余剂，身半以上稍轻，背足痛甚，于前方去半夏，加附子、片姜黄、地龙、海桐皮，又服十数帖，痛渐止；

又去附子、地龙，又服十数帖，足渐伸；后用二妙丸加云苓、薏苡仁、萆薢、白术等药收功。

[分析]此患者之烦躁皆是因为痹证作痛引起的心神不安、气机逆乱，治疗该患者的烦躁症状只需解除其原有的疾病即可，此案例反映了清代名医吴鞠通对疾病过程的把握。通过对患者的望闻问切，医者对患者的疾病进行了充分的逻辑推理，做到了心中有数。该病例重点突出、症状全面，给我们后者很大的启发。刚开始的处方侧重于祛风化湿，畅调全身气机，痹证的原因无非是邪气阻滞气血运行导致不通则痛，《医贯·主客辨疑·中风论》中说："痛痹属寒，著痹属湿。如正气不足之证，只补正气，不必祛邪；如邪气有余，若痹证之类，虽以扶正气为主，不可不少用祛邪之法。"用半夏、陈皮、茯苓之二陈汤之意燥湿化痰、健脾行气，脾喜燥而恶湿，湿邪困脾导致脾失运化而形成恶性循环，此重在治本以防邪气再次趁虚而入；羌活、防己、薏苡仁皆为祛风除湿之要药；桂枝、杏仁调节上下气机；川椒性温助化湿；滑石使邪气从下而出。后加入通草、蚕沙、萆薢这些舒筋行湿之品治疗痹证，姜黄、海桐皮祛风湿，地龙行窜虫类以通络，附子辛热助祛寒湿。后根据病情在此方基础上加减达到根治的目的。

[出处]《吴鞠通医案》。

病案2 苏遍体骨节烦疼，左关弦数。

[治法]养血活血，理气舒筋。

[处方]防风二钱，秦艽二钱，羌独活二钱，苡米五钱，木瓜一钱五分，当归六钱，羚羊一钱，杜仲五钱，没药一钱，灵仙五分，炙草四分，桑枝一两，松节一两。

[分析]从脉象获知"左关弦数"，说明脉管壁张力增高，有外受邪气，日久化热。肝主筋，脉象在左关出现也说明该患者肝郁日久，火热横窜经络。风行无定，挟湿化热，治风以养血为先，治湿以理气为先。此方中配合了祛风利湿、理筋活血之药物，达到了较好的治疗效果。

[出处]《笔记杂录》。

病案3 项左湿郁化火，舌苔灰黄，骨节烦痛，足膝尤甚，步履少力。

　　[治法] 健脾利湿，活血舒筋。

　　[处方] 四苓散加广皮、牛膝、防风、茵陈、桑枝（各五钱），桑节（一两）。

　　[分析] 此痹证为湿郁化火。六淫之中，唯寒唯湿为最重，闭结中焦为痞，散于肌表，治湿当以健脾为主，理气为先，有化火之象，所以拟用四苓散利湿健脾，配合清热利湿，疏理关节。

　　[出处]《笔记杂录》。

三、血证

　　病案　汪希明，竹山丈长君也，年弱冠，性多躁，素有痰火，旧曾吐红，张医用收涩之剂太早，酿成病根，恬不知觉。且为灸肺俞、膏肓，撼动前疾，止涩无功，滋阴作壅，咳不能睡。时当正值三伏，又误作风邪，而投散发风剂……血从口鼻喷出，势如泉涌，延予为治……六部洪数，身热而烦。

　　[治法] 清热化痰，除烦止血。

　　[处方] 制大黄三钱，石膏五钱，黄连、茜根、滑石各二钱，牡丹皮一钱，急煎饮之。大便微行二次，血来少缓，即用石膏、滑石、冬青子各三钱，旱莲草、茜根各二钱，黄连、山栀子、贝母各一钱，甘草五分，茅草根五钱，煎服，血乃全止。三日后大便结燥，火又上逆，咳咳连声，左关脉弦劲，右关洪滑。与当归龙荟丸下之，而咳始缓。改以栝蒌仁、茜根各一钱五分，贝母、旱莲草、麦冬、知母各一钱，白芍药二钱，黄连、黄芩各七分，青皮、甘草各三分，仍加茅根，后每遇大便燥结，即进龙荟丸，迹此调理，三月大定，半载全瘳。

　　[分析] 此病案为性格烦躁造成的吐血。此患者性格急躁，体质痰火偏盛，即使有吐血也是一种火邪往外出的趋势，应重在清理体内痰火则血自止，但张医用收涩之剂太早，以致痰与瘀血留滞经络，火盛得风，其势愈炽，时当正值三伏，内外之火恶夹攻，患者又用灸法，乃大忌，火邪内涌更盛，心烦多怒。《素问·调经论》曰："血并于膈之上，气并于膈之下致然，气血倒矣。""血并于阳，气并于阴。"因该患者体质刚劲，

非釜底抽薪之法，难夺其上涌之势。所以用大黄急以从大便泻火，石膏、黄连寒凉之品清热泻火，牡丹皮清热凉血，茜草根止血，滑石利小便以清热。

［出处］《孙文垣医案》。

四、眩晕

病案 徐脉左浮弦数，痰多，脘中不爽，烦则火升眩晕，静坐神志稍安。

［治法］泻火息风，清心化痰。

［处方］羚羊角、连翘、香豆豉、广皮、半夏曲、黑山栀。

［分析］《素问·至真要大论》云："诸风掉眩，皆属于肝。"头为六阳之首，耳目口鼻，皆系清空之窍。此患者所患眩晕，非外来之邪，乃肝胆之风阳上冒耳，甚则有昏厥跌仆之虞。其症有夹痰、夹火、中虚、下虚。治法有治胆、治胃、治肝之分。火盛者，应先用羚羊角、栀子、连翘、天花粉、玄参、鲜生地、牡丹皮、桑叶，以清泄上焦窍络之热，此先从胆治也。痰多者必理阳明，消痰如竹沥、姜汁、石菖蒲、橘红、二陈汤之类。中虚则兼用人参、《外台秘要》茯苓饮是也。下虚者，必从肝治，补肾滋肝、育阴潜阳，则应用天麻、钩藤、菊花等息风之品。结合脉象，可知此患者为肝火化风上犯耳目出现眩晕，用羚羊角平肝息风，用连翘辛凉、栀子苦寒清心泻火，取半夏曲、陈皮二陈汤之意燥湿化痰、健脾行气，淡豆豉味辛散热外出。

［出处］《临证指南医案》。

五、内伤发热

病案 1 虞花溪治一妇，年四十余，夜间发热晨退，五心烦热无休止时，半年后，虞诊其脉，六部皆数伏而牢，浮取全不应。

［治法］开郁散火，滋阴清热。

［处方］柴胡、升麻、葛根、羌活、防风、独活、炙甘草、人参、白芍，四服热减大半，胸中觉清快胜前，再与二帖，热悉退，后以四物汤加知母、黄柏，少佐炒干姜，服二十余帖愈。

[分析]此患者烦躁是阴虚内热扰心所致。夜间发热,晨间热退,五心烦热,脉数,确实为阴虚内热,但切其脉象伏且牢,浮取不应,热在血分,而误治半年,其热愈伏愈深,故脉症如是,此为郁火内结,应"火郁发之",故用李东垣的升阳散火汤,柴胡发少阳之火,升麻、葛根发阳明之火,羌活、防风发太阳之火,独活发少阳之火,此皆味薄气轻,上行之药,升举其阳,使三焦通畅则火邪易散,参草益脾气,芍草酸甘敛阴,使散而有收,不致耗阴气。后应调理根本病机,滋阴清热,仍要以阴药收功,然而阴药用六味及二地、二冬必不效,妙在芎归合知柏,使之既滋阴又清泄虚热,气血和合。此方为血分受病之专剂。

[出处]《古今医案按》。

病案2 朱丹溪治一人,夜间发热,早晨退,五心烦热无休,六脉沉数。热退。

[治法]升阳散火,除烦退热。

[处方]生地、赤芍、川芎、当归、知母、黄柏、干姜。

[分析]此郁火也。此方有升阳散火汤(柴胡、升麻、葛根、羌活、防风、独活、炙甘草、生甘草、人参、白芍)之意,升阳散火汤中柴胡以发少阳之火为君,升、葛以发阳明之火,羌、防以发太阳之火,独活以发少阴之火为臣。此皆味薄气轻,上行之药,所以升举其阳,使三焦畅遂,而火邪皆散矣。人参、甘草益脾土而泻热,芍药泻脾火而敛阴,且酸敛甘缓,散中有收,不致有损阴气而佐使也。此方用四物汤补血活血,知母、黄柏滋阴除虚热,干姜升而发之。

[出处]《续名医类案》。

六、中风

病案1 周大寒土旺节候。中年劳倦,阳气不藏,内风动越,令人麻痹、心悸、汗泄烦躁。

[治法]封固护阳。

[处方]人参、黄芪、附子、熟术。

［分析］中风有真中风和类中风之别，又有中经络和中脏腑之分。治法上又有攻风劫痰、养血润燥、补气培元之治。此患者为类中风，类中风有因烦劳则五志过极，动火而卒中，皆因热甚生火，又因元气不足，则邪凑之。正如《素问·评热病论》所云："邪之所凑，其气必虚。"凡风淫所胜之病，自《黄帝内经》以及唐宋名家，皆以辛凉甘寒为本，而佐以祛风益血之药。叶氏认为是内风，乃身中阳气之变动。肝为风脏，因精血衰耗，水不涵木，木少滋荣。故肝阳偏亢，内风时起，治以滋液息风，濡养营络，补阴潜阳。如虎潜固本复脉之类是也。但此患者已汗泄烦躁，心神耗泄，乃里虚欲暴中之象。其现在的根本为阳虚卫疏，此本体先虚，不管是风阳夹痰火壅塞还是营卫脉络失和，治法急则先用益气固阳，继则益气养血，佐以消痰清火、宣通经隧之药。气充血盈、脉络通利，则病可痊愈。所以用人参大补元气，益气固托，附子回阳，黄芪既益气又固表止汗，白术益气健脾以防更有风木过动，中土受戕，不能御其所胜。此方能速封固护阳。

［出处］《临证指南医案》。

病案 2 冯（右）……骤然手足偏左不遂，口眼歪斜，言謇舌强……但心中烦懊，烙热如燎，时索凉物，有时迷睡，神志时清时昧，呃忒频频。脉弦大而数，舌苔白腻。

［治法］降胃化痰，镇肝息风。

［处方］制半夏一钱五分，天竺黄三钱，旋覆花绢包二钱，石菖蒲五分，胆南星一钱，代赭石四钱，煨天麻一钱五分，茯神二钱，竹茹水炒二钱，钩藤二钱，濂珠三分，牛黄四厘（研末），梨汁先调服。

［分析］此患者之烦躁为中风之兼症，由舌脉可知，该患者为肝风挟痰，中于府络，府络阻滞，肝风化火挟痰上扰神灵之府（脑窍），神灵之府为之振摇而出现烦懊的症状，痰在胸中，与吸入之气相激，气机阻滞上涌，所以出现频频呃忒，饮食不得下咽。所以治法上要清镇护神，以御其痰火风之直入，同时降胃化痰。方中取天麻、钩藤平肝息风；赭石取其重镇之性泰定心君使邪无所从；石菖蒲通窍开声，下气除烦闷；胆南星、竹茹、天竺黄清热化痰；旋覆花降气化痰；半夏辛开苦降，燥湿化痰；茯神安神

定窍。考虑若邪气直犯心络，则必会出现神昏不语的危急状态，所以方中也应用了一系列清心安神之药。

[出处]《张聿青医案》。

七、呕吐

病案 1 程（五二）操家。烦动嗔怒。都令肝气易逆。干呕味酸。木犯胃土。风木动。乃晨泄食少。形瘦脉虚。

[治法]安胃和肝。

[处方]人参、半夏、茯苓、木瓜、生益智、煨姜。

[分析]此患者出现呕吐皆因烦劳动怒所致。呕吐为不降而上逆者，胃司纳食，主乎通降。现皆由于肝气冲逆阻胃之降而然也。五行之生克。木动则必犯土。治法总为泄肝安胃，用药以苦辛为主，以酸佐之。治胃之法，全在温通。冲气上逆者，用温通柔润之法。根据脉象，脉虚，虚则必用人参以顾护中气，茯苓健脾以防木伐太过，半夏辛开苦降，调畅气机，木瓜温通柔润，降泄逆气，益智仁不仅能益脾胃，理元气，还能开发郁气，使气宣通，生姜为止呕之圣药，降胃气。

[出处]《临证指南医案》。

病案 2 吴姓妇，年二十余。夏间陡患呕吐，心烦胸闷，头眩口干。自服痧药及十滴药水。均无效。

[治法]疏肝泻火，降逆化痰。

[处方]黄连五分，吴茱萸二分，旋覆花一钱五分，半夏一钱五分，香橼花五朵，橘皮八分，六一散二钱，代赭石三钱。一剂而愈。

[分析]此呕吐为肝胆郁热，湿热阻滞中焦所致，热邪上扰心神而心烦，所以用左金丸配六一散清肝火，利湿热。配合其他燥湿健脾、疏肝化痰之品，则呕吐得止。

[出处]《丛桂草堂医案》。

八、心悸

病案 湖州赵君敬泉，邀看周君岚仙证，年二十九岁。平昔好义，家遭离乱，犹孳孳为善，惟曰不足以致心烦虑乱，若无把握，惟恐颠坠，神不自持，脉来细数，食少事繁。

[治法] 滋肾疏肝，安神除烦。

[处方] 生地黄、沙参、枸杞子、麦冬、当归、川楝子、牡蛎、龟甲、紫石英、甘草、小麦、大枣、当归身。

[分析] 此患者为真阴素亏，心阳过扰，所以用一贯煎滋阴疏肝，本用于肝肾阴虚，肝气不舒证。胸脘胁痛，吞酸吐苦，咽干口燥，舌红少津，脉细弱或虚弦。并治疝气瘕聚。配合甘麦大枣汤加减清心养血安神。

[出处] 《笔记杂录》。

九、不寐

病案 朱（妪）心中热辣，寤烦不肯寐，皆春令地气主升，肝阳随以上扰。

[治法] 镇肝潜阳，滋阴安神。

[处方] 生地、阿胶、生白芍、天冬、茯神、小黑稆豆皮。

[分析] 《灵素节注类编》对不寐的生理病理有过描述："卫气昼行于阳，如日行天，夜行于阴，如日入地，此人身阴阳应天地之阴阳而流行也。今厥逆之气客于脏腑，与卫气格拒，卫气不得入阴，则阴阳不交，而阳独盛于外，阴分之气虚，阴虚阳盛，故目不瞑也。"这说明不寐是厥气客脏腑，卫气不如阴所致。在治法上就一定要"补其不足，泻其有余，调其虚实，以通其道"，凡内伤、外感之病，皆有不寐者，必审其因而治之，方能见效也。此患者为年老妇女，液皆枯，肝阴、肾阴皆不足，又逢春令，肝气主升之力较亢，肝风扰神，最易导致不寐。所以要滋阴养肝安神，麻仁、阿胶、生地黄之甘，滋阴润经益血，复脉通心，用生白芍滋肝阴镇肝阳，柔肝平肝，茯神安养心神。

[出处] 《临证指南医案》。

十、痉病

病案 王（氏）神呆不语，心热烦躁。因惊而后，经水即下，肉膝刺痛，时微瘛，头即摇。肝风内动，变痉厥之象。

[治法] 缓肝息风，滋肾祛热。

[处方] 小川连、黄芩、阿胶、牡蛎、秦皮。

[分析] 此患者"经水即下"后"血去阳升"，扰动肝风导致痉病。华岫云曾评说："风生木，木生酸，酸生肝。故肝为风木之脏，因有相火内寄，体阴用阳，其性刚，主动主升。全赖肾水以涵之，血液以濡之，肺金清肃下降之令以平之，中宫敦阜之土气以培之，则刚劲之质，得为柔和之体，遂其条达畅茂之性，何病之有。倘精液有亏，肝阴不足，血燥生热，热则风阳上升，窍络阻塞，头目不清，眩晕跌仆，甚则瘈疭痉厥矣。"若思虑烦劳，身心过动，风阳内扰，则心悸，惊怖不寐，今则情志内因致病，本就阴阳脏腑不和，如天地间四时阴阳迭运，万物自有生长之妙。案中曰阳冒不潜，血去阳升，法当和阳以就阴。用黄芩、黄连苦寒清泄肝火，秦皮苦寒收涩，即清热又收涩下焦，牡蛎体沉味咸，既滋养肝阴，又重镇肝阳，阿胶养肝气，补血止血，治以血枯又治以出血。

[出处]《临证指南医案》。

十一、虚劳

病案 某（二一）最易耗气损营，心脾偏多，不时神烦心悸，头眩脘闷，故有自来也。调养溉灌营阴，俾阳不升越，恐扰动络血耳。

[治法] 调营益阴，补益心脾。

[处方] 淮小麦三钱，南枣肉一枚，炒白芍一钱，柏子仁一钱半，茯神三钱，炙草四分。

[分析] 久虚不复谓之损，损极不复谓之劳，此虚劳损三者相继而成也。而虚劳的致病之由，原非一种，所以出现的症状往往多种多样，难以缕析。大凡因烦劳伤气者，先生用治上治中，所以有甘凉补肺胃之清。此老治虚劳之法，不外清肺养胃滋肾。该患者"诵读身静心动"，耗伤心神尤其严重，导致心脾营阴不足，出现各种躯体症状。在治疗上就应用柔剂养护心脾之营液。用酸枣仁汤之意培营阴，安心神。酸枣仁补中，益肝气，

合茯神安心神，炙甘草补益脾胃，调和诸药，白芍益肝阴，柏子仁益心阴，淮小麦除虚烦。此方重在调心脾，使之恢复运养营阴之功，则症状皆除。

［出处］《临证指南医案》。

十二、咳嗽

病案 祖庙巷高太太，年三十余。平素肝阳极旺，而质瘦弱。患痰火气逆，每日吐痰一两碗，喉间咯咯有声，面赤烦躁。舌苔中心赤陷无苔，脉弦细虚数。

［治法］清热泄火，化痰降逆。

［处方］丹皮、山栀、青黛、竹茹、竹沥、杏仁、黄连、黄芩、羚羊角、石决明、川贝母、旋覆花、海浮石。加指迷茯苓丸三钱，连服三剂，气平热退，痰喘俱瘥，安卧如常。后用沙参、麦冬、石斛、竹茹、青黛、山栀、牡蛎、鳖甲、阿胶、川贝母、海石、茯苓、仙半夏、橘红、首乌、雪羹等。出入为方。调理数剂而愈。

［分析］此患者为感受风邪，少阳木火偏旺。风得火而愈横，风火相扇，肺金受制。阳明所生之津液被火灼而成痰，旋去旋生，是以吐之不尽。痰吐多而肾液立伤，故内热。《素问》云：大颧发赤者，其热内连肾也。痰随气以升降，气升痰亦升，治当用釜底抽薪法。先以清火降气为主，火降气降，而痰自瘥矣。方书治心肝之火以苦寒，治肺肾之火以咸寒。古有成法，先用咸寒苦降之品，后用清肺降火化痰之药。

［出处］《笔记杂录》。

十三、头痛

病案 许自堂叔岳，年越古稀，忽头面赤肿痒，渐及两臂，烦躁不眠，饮食日减，外科治而勿效。孟英脉之，弦洪疾驶，重按细软。

［治法］清火凉血，滋阴益气。

［处方］黄芪、当归、栀子、芍药、玄参、生地、甘草、桑叶、菊花、丹皮、蒺藜、荆芥等出入为方。十余剂而瘳。

［分析］这是一则典型的从脉辨证的王孟英医案。该患者年高，脉象弦洪疾驶，借用齐向华教授的 25 对脉象要素可认为是粗、强、疾、驶、动，此为患者体内火热炽盛不得宣散，郁火内燔，循经上犯头面及两臂，这也是郁火发散的一种形式，但重按脉象细软，说明此患者已气血两亏，郁火伤阴耗气，气血不补，郁火难发，郁火不泄则继续伤及气血，此时应该标本兼顾，既要滋阴益气，又要泻火凉血。生地、玄参清热生津凉血，丹皮辛苦寒，泻阴中之火，栀子清心肝火，黄芪配当归、芍药益气补血养血，桑叶、菊花疏肝气，泻肝火，平肝阳，荆芥气味俱薄，浮而升，清头目上行。

［出处］《王孟英医案》。

十四、疠风

病案 一男子赤痛热渴，脓水淋漓，心烦掌热，目昧语涩，怔忡不宁。

［治法］泻其心火，生血凉血。

［处方］用安神丸，兼八珍汤，少加木通、炒黑黄连、远志，元气渐复。却行砭刺，外邪渐退。但便燥作渴，用柴胡饮并八珍汤而愈，再用换肌散而瘥。

［分析］此病为"疠风"，疠风即大风也，又称为癞风，又俗名大麻风。此病虽名为风，而实非外感之风也，实为心经受症，手少阴脉起心中，挟咽系目系，热甚心烦，心包经受累则掌中热，心火炽盛，心液耗伤则赤痛热渴，治法上必要泻其心火，然后祛风导滞，降阳升阴，皆为治法之急务也。血浊气乱，淫气与卫气相干，不得施化，气不得施，血为之聚，血聚则肌肉败烂，热胜血肉腐。安神丸配八珍汤益气养血，安神宁心，木通苦寒直入心经清心火，导热从小便而出，黄连大苦大寒清心泻火，远志定心气，止皮肤中热。

［出处］《续名医类案》。

十五、风癣

病案 薛立斋治一人，生风癣似癣，三年不愈，五心烦热，脉洪，按之则涩。

［治法］生血养血，祛风泄火。

［处方］以逍遥散数剂，及人参荆芥散，二十余剂而愈。

［分析］该患者生癣是血虚血热的外在表现。从该患者的脉象得知，触手脉洪，说明该患者外在热盛，深按脉涩说明血虚不能濡养皮肤，阴虚生热扰神，则五心烦热，此血虚之症，当以生血为主，风药佐之。若专攻风毒，则血愈虚而热愈炽。血被煎熬，则发瘰疬，或为怯症。用逍遥散，此方出自《太平惠民和剂局方·治妇人诸疾》，具有疏肝解郁、健脾和营的作用，主治肝郁血虚脾弱症。通过健后天之本脾胃以充气血，配合人参荆芥散祛风益气和营。

［出处］《续名医类案》。

十六、流注

病案 一妇人先肢体作痛，后患流注，发热恶寒，食少胁胀，月经不调，痰盛喘嗽，五心烦热，健忘惊悸，盗汗无寐。

［治法］补益气血，健脾疏肝。

［处方］用十全大补汤、加味归脾汤兼服，诸症悉痊。

［分析］该患者症状悉多，要着重最根本的病机，连根拔起，则诸症皆除。"肝脉上入颃颡，连目系；支者，从肝别贯膈，上注肺。"悉属肝脾亏损，气血不足，此患者肝郁脾虚，则食少胁胀，月经不调，日久影响多个脏腑，形成上述各科症状，重在补益气血，健脾疏肝。十全大补汤温补气血，用心过度，阴血必受损耗，怔忡健忘，皆心血不足之故，生血者心，统血者脾，用加减归脾汤益气补血，健脾养心。

［处方］《续名医类案》。

十七、月经不调

病案 王西翁令孙芝生茂才室，久患汛行太速，头痛神疲，形瘦内烦，渴喜热饮，纳食滞膈，络胀少眠，脉至软滑虚弦，腿酸而有赤块，甚痛。

［治法］滋阴平肝，理气疏郁。

［处方］沙参六钱，鳖甲八钱，首乌三钱，茯苓、菊花各二钱，栀炭、竹茹、桑叶各一钱五分，白薇、黄柏、丝瓜络各一钱，以藕二两、十大功劳一两煮汤煎药。外用葱白杵烂，蜜调涂腿上赤块。仲冬复视，烦减能眠，汛行较缓，头疼腿块均已渐瘥。

［分析］从该患者脉象获知，脉象软虚，说明妇人阴亏，脉弦，为水不涵木、风阳内炽之象，脉滑为气郁，津液输布失常而成痰凝。先用宣养清潜互用法，平肝潜阳之品，配合疏郁理气，后用通补柔潜之剂，症状皆除。

［出处］《归砚录》。

十八、胞衣不下

病案 胞衣三日不下，心烦意躁，时晕。

［治法］补益气血，逐瘀下衣。

［处方］当归二两，川芎五钱，乳香末、没药末一钱，益母草一两，麝香五厘，荆芥三钱。水煎调服。立下。

［分析］人谓胞胎蒂未断，谁知血少干枯粘连于腹乎。世恐胞衣上冲。然胎衣何能冲心？但未下，瘀血难行，恐血晕。须大补气血，使生血以逐衣，衣自润滑。补气以助血，血生迅速，尤易推送。用芎、归补气血，荆芥引血归经，益母、乳香等逐瘀下衣。新血长，旧血难存。气旺上升，瘀自速降。胞衣非依子即依母，不随下者，以子不可依也，故留腹有回顾其母胎之心。母胎虽生子，蒂间之气原未绝，故流连欲脱而未脱。每有六七日不下，竟不腐烂，正以有生气也。可见，胎衣在腹不能杀人，补之自降。或疑胞衣既有生气。今用补宜益牢，何反降？不知子未下，补则益子；子已下，补则益母。益子，胞衣之气连；益母，胞衣之气脱；气连，胞胎之气通；气脱，胞胎之气闭。通则两合，闭则两开，故用补，衣反降。

［出处］《辨证奇闻》。

十九、经断

病案 妇科仲（二三）先因经阻，继以五心烦热，咳吐涎沫，食减微呕，面肿色瘁。

［治法］滋阴息风，活血除烦。

［处方］阿胶、生地、麦冬、牡蛎、小麦。

［分析］此妇人为乃肝阳化风，旋动不息，干血劳病，责于阴虚肝风动干血劳。此妇人之烦躁为肝肾阴虚，风火上扰于上，下焦郁闭所致，治法上应滋补肝阴、镇肝息风。用增液汤中的生地、麦冬以滋阴补液，阿胶之类血肉有情之品重补肝血，牡蛎以镇上扰之风火，小麦轻浮之品清心除烦。

［出处］《临证指南医案》。

二十、蓄血

病案 吴（氏）热病十七日，脉右长左沉，舌痿饮冷，心烦热，神气忽清忽乱，经来三日患病，血舍内之热气，乘空内陷，当以瘀热在里论病。但病已至危，从蓄血如狂例。

［治法］滋阴除烦，活血凉血。

［处方］细生地黄、牡丹皮、制大黄、炒桃仁、泽兰、人中白。

［分析］此患者之心烦为《伤寒论》中所讲的热入血室之蓄血。此患者为热郁血瘀证，与桃核承气汤加减加山甲、归尾之属，正对此病机。患者正值月经来之时，血室空虚，血空而易使热陷。用生地黄、牡丹皮之属以凉血清热。因鉴于舌痿之象，为热甚阴伤之征，用生地又有护阴涤热法，人中黄味咸性寒，消瘀降火，从下以热邪得出。

［出处］《临证指南医案》。

二十一、遗精

病案 费，色苍脉数，烦心则遗。

［治法］利湿泄热，滋阴泄火。

［处方］萆薢、黄柏、川连、远志、茯苓、泽泻、桔梗、薏苡仁。

［分析］阳火下降，阴虚不摄，有湿热下注，此固涩无功。此患者为阴虚湿热，遗精一症，变幻虽多，不越乎有梦、无梦、湿热三者之范围而已。

古人以有梦为心病，无梦为肾病。湿热为小肠膀胱病。精之藏制虽在肾，而精之主宰则在心。其精血下注，湿热混淆而遗滑者，责在小肠膀胱。故治疗遗精一症不外乎宁心益肾、填精固摄、清热利湿之法。此患者为阴虚不摄，湿热下注而遗滑者。用黄连、黄柏清热燥湿，黄连兼清心火，草薢、茯苓、泽泻、薏苡仁清利湿热，桔梗上浮，使气机升降平衡。

二十二、疫疬

病案 杨室女五十岁胁痛，心烦懊侬，拘急肢冷，脉弦细而紧。欲坐不得坐，欲立不得立，欲卧不得卧，随坐即欲立，刚立又欲坐，坐又不安。一刻较一刻脉渐小，立刻要脱。

［治法］急温脏真，急驱秽浊。

［处方］桂枝六两，公丁香二两，草果二两，川椒炭五两，水菖蒲二两，青木香四两，吴萸四两，防己三两，槟榔二两，降香末五两，附子三两，小茴香四两，薤白四两，薏苡仁五两，五灵脂二两，高良姜三两，荜澄茄五两，细辛二两，乌药三两，干姜三两，雄黄五钱。

［分析］按《黄帝内经》有五疫之称，五行偏胜之极，皆可致疫。虽疬气之至，多见火证，而燥金寒湿之疫，亦复时有。著风火暑三者为阳邪，与秽浊异气相参，则为温疬；湿燥寒三者为阴邪，与秽浊异气相参，则为寒疬。现在见证多有肢麻转筋、手足厥逆、吐泻腹痛、胁肋疼痛，甚至反恶热而大渴思凉者。《黄帝内经》谓"雾伤于上，湿伤于下。"此症乃燥金寒湿之气，直犯筋经，由大络别络内伤三阴脏真，所以转筋入腹即死也。既吐且泻者，阴阳逆乱也；诸痛者，燥金寒水之气所搏也；其渴思凉饮者，少阴篇谓自利而渴者属少阴，虚则饮水求救也；其头面赤者，阴邪上逼，阳不能降，所谓戴阳也；其周身恶热喜凉者，阴邪盘踞于内，阳气无附欲散也。阴病反见阳证，所谓水极似火，其受阴邪尤重也。诸阳证毕现，然必当脐痛甚拒按者，方为阳中见纯阴，乃为真阴之证。此处断不可误，故立方会三阴经刚燥温热之品，急温脏真，保住阳气，又重用芳香，急驱秽浊。一面由脏真而别络大络外出经筋经络以达皮毛，一面由脏络腑络以通六腑，

外达九窍，俾浊秽阴邪，一齐立解。大抵皆扶阳抑阴，所谓丽照当空，群阴退避也。与霹雳散不住灌之，计二时，服散约计四两而稍定，后与两和脾胃而全安。

［出处］《吴鞠通医案》。

二十三、杂病

病案　宋，四十。操持烦心，身中阳气多升，肝胆相火内风震动莫制，遂有眩晕惊惕，肉酒蒸聚湿热，由胃脉下注跗足，每多脓水，此痿厥中风之萌。

［治法］滋肾养肝，潜阳息风。

［处方］虎潜丸去白芍、当归、知母、锁阳、广皮，加枸杞、茅苍术、白蒺藜、车前子，红枣丸。

［分析］患者由思癔烦劳，身心过动，失其畅茂条达之性，致有风阳瘛疭，癫狂痴呆，易怒忘诞，肝为将军之官，风木之脏，有相火内寄，体阴用阳，其性刚，或有邪郁不舒，烦劳过度，诸恙作矣。当其口噤昏迷，痰涎壅塞，汤水不下，胸膈阻闭，大便未通之时，不得不用清开豁痰顺气之药，及其势定，又不可久投。经曰衰其大半而止，原为喜用攻伐者而言。又曰不知治虚，焉问其余。此指不顾根本之医而言。今为日已久，耗散无不伤气，苦寒无不伤胃，燥烈无不劫阴伤液。况痉厥之由，总因血燥生热，热极生风，风动则痰助为疟。为今之计，全赖乎壮水以涵木，滋血液以濡木，清肃之令以平木，益敦阜脾土之气以培木，则刚劲之质，庶得遂其柔和之体，管见如斯，未识当否。秋冬务在藏聚，温养经脉佐以温通，加味虎潜丸宜用。

［出处］《续名医类案》。

第二节　烦躁焦虑状态现代病案分析

在古代医案中虽然散在着"烦"及"躁"相关病案的记载，但是多做为疾病兼夹症状的形式存在，并未形成系统的理论体系，更没有对烦躁焦虑状态的认识，而且现代与古代烦躁焦虑状态也存在一定的差异，因此笔者总结了在门诊或病房中烦躁焦虑状态的典型病案，涉及心系、肝胆系、气血津液系、肢体经络系等各个系统，最常见的病症当属不寐、心悸、头痛、眩晕等。笔者通过客观记载、系统归纳、总结并分析具体的治法和用药规律，尽可能全面地还原疾病的整个诊疗经过，以期对临床烦躁焦虑病证的治疗和烦躁焦虑状态的进一步深入、系统研究有所贡献。

一、不寐

病案1 张某，男，23岁。2013年6月4日初诊。

［主诉］眠浅易醒4个月余。

［现病史］患者于4个多月前无明显诱因经常出现眠浅易醒，压力大时尤甚，自服"安神胶囊"，效不显。现症见：眠浅易醒，时有入睡困难，烦躁，易发怒，颈部疼痛，全身疲乏，怕冷，纳眠可，二便调。

［中医体征］舌红，苔白。

［系统辨证脉象］刚、数、直、涩、悸动；寸浮。

［治法］行气解郁，泻火除烦。

［处方］半夏9 g，厚朴12 g，茯神20 g，紫苏叶15 g，当归15 g，白芍20 g，防风12 g，远志12 g，天麻（先煎）20 g，佩兰20 g，沙参30 g，麦冬30 g，羚羊角粉（冲服）2 g，桑白皮20 g。

［分析］此患者得"失眠症"是因平时压力大，考虑事情较多，爱思虑，"思则气结"而导致气机郁结、郁久化火，郁火内扰心神，故用半夏厚朴汤来疏散郁气，半夏、厚朴、生姜辛以散结，苦以降逆，茯神来安神定志，紫苏叶芳香，以宣通郁气，使得脾气得舒，则病自愈。"咽中如有炙脔，谓咽中有痰涎，如同炙肉，咯之不出，咽之不下者，即今之梅核气病也。此病得于七情郁气，凝涎而生。故用半夏、厚朴、生姜，辛以散结，苦以降逆；茯苓佐半夏，以利饮行涎；紫苏芳香，以宣通郁气，俾气舒涎去，病自愈矣。"（吴谦《医宗金鉴·订正仲景全书金匮要略注》）患者郁火

扰肝，肝火偏亢易怒，配以天麻、羚羊角粉平肝清肝，用沙参、麦冬滋阴之品以恐郁火耗津伤液，用佩兰配合紫苏叶疏解郁气，生用桑白皮定思解虑、平肝清火。此方顾及气滞、火热、伤阴三个方面，紧抓根本病机，考虑衍化病机，临床获得很好的疗效。

病案 2 杜某，60 岁，女。2011 年 5 月 20 日初诊。

［主诉］入睡困难、眠浅易醒、醒后难眠 20 余年。

［现病史］患者于 20 余年前无明显诱因出现入睡困难、多梦、眠浅易醒、醒后难眠，素易焦虑，抵抗力差，易发热，每因着急焦虑引起。现症见：入睡困难，眠浅易醒，醒后难眠，极易焦虑，多因焦虑着急、过度关注而引起发热，全身乏力，口淡，纳差，二便调。

［中医体征］舌暗红，苔薄白。

［系统辨证脉象］刚、直、动、数、涩。

［治法］滋阴补阳，解郁安神。

［处方］熟地黄 15 g，山茱萸 15 g，山药 12 g，人参 12 g，远志 12 g，防风 15 g，白芍 20 g，僵蚕 12 g，蝉蜕 9 g，酸枣仁 20 g，茯神 15 g，五味子 12 g，巴戟天 12 g，天麻（先煎）20 g。

2011 年 5 月 28 日二诊：病史同前，服药后平妥，服完第一剂多梦症状减轻；服完第二剂后腹泻，大便臭秽，便后全身乏力感减轻，后几剂效可。现症见：仍有入睡困难，眠浅易醒，醒后难眠，易焦虑，易惊，头昏，颈部拘紧不舒，饭量较前增多，二便调。

［中医体征］舌暗红，苔黄。

［系统辨证脉象］芤、动。

［治法］解思定虑，扶正安神。

［处方］上方加五加皮 12 g，朱砂（冲服）0.5 g。

［分析］《素问悬解》曰："思则梦，梦者，身寐而心不寐也。思有繁简，梦有少多，虽缘心君之静躁不一，而实关中气。中气者，阴阳升降之原，精神交济之枢也。中气虚败，水火失交，土郁思动，脾主思，多梦所由来也。此皆五脏气虚，阳气有余，阴气不足之故。"《素灵微蕴》中说："卫气

之出入，司之中气，阳衰土湿，阳明不降，则卫气升逆，而废眠睡。卫秉金气，其性收敛，收敛失政而少阳不蛰，则胆木虚飘而生惊恐。虚劳之家，惊悸不寐者，土败而阳泄也。"该患者体质弱，正气虚，脉芤表示阴精亏虚，所以从六味地黄丸中截取熟地黄、山茱萸、山药三味药滋补肝肾，患者因思虑过度导致敏感性极强，自主神经紊乱，所以采用僵蚕、蝉蜕、防风这类入肝升发之品解除思虑，助患者放松心态，天麻平肝，白芍、五味子这类药敛阴生津，酸枣仁、远志、茯神安神，《素问·评热病论》曰："邪之所凑，其气必虚。"巴戟天性能补助元阳，而兼散邪，为肾经血分之药，补助元阳则胃气滋长，诸虚自退，合并人参扶正安神。此患者为焦虑与体虚之间的恶性循环，焦虑不解，体虚日差，体虚不正，邪气不除，故着重扶正与解虑则病情得愈。

病案3　林某，女，52岁。2013年5月23日初诊。

［主诉］入睡困难3年余。

［现病史］患者自述3年前无明显诱因出现入睡困难，整晚不能入睡，眠浅，心烦，盗汗，神疲乏力，时有咳嗽，咳出黄色黏痰，白天自感时有发热汗出，小腹有坠胀感，纳可，二便调。

［中医体征］舌红苔薄。

［系统辨证脉象］刚、直、动、涩、数。左细，右寸浮、热、粗。

［治法］疏肝行气，泻火滋阴。

［处方］柴胡15g，枳壳20g，白芍30g，当归15g，防风20g，荆芥12g，钩藤（后下）30g，郁金20g，玄参15g，牡丹皮20g，赤芍12g，香附20g，苍术20g，栀子12g。

［分析］此患者为肝气郁结，郁而化火，营卫不和，火热伤阴，虚火扰心所致，所以旨在疏肝、泻火、滋阴三个方面，便可邪去神安。本方采用柴胡疏肝散与越鞠丸加减。柴胡疏肝散出自《医学统旨》，为疏肝理气之代表方剂，功能为疏肝解郁，行气止痛，主治肝气郁滞证。用防风、荆芥配合柴胡疏肝行气，香附、郁金为气郁之重所加之要，患者心烦、盗汗，结合舌脉，已经有了伤阴之象，用牡丹皮、玄参、赤芍滋阴凉血除烦，钩藤、

栀子清肝泻火，金元四大家之一朱震亨这样评价越鞠丸中苍术和香附的配伍关系："苍术治湿，上、中、下皆有可用。又能总解诸郁，痰、火、湿、食、气、血六郁，皆因传化失常，不得升降，病在中焦，故药必兼升降，将欲升之，必先降之，将欲降之，必先升之，故苍术为足阳明经药，气味辛烈，强胃健脾，发谷之气，能径入诸药，疏泄阳明之湿，通行敛涩，香附乃阴中快气之药，下气最速，一升一降，故郁散而平。"这样全身气机得以调畅，营卫调和，则阴平阳抑，诸症皆除。

病案 4 闫某，女，40 岁。2013 年 5 月 30 日初诊。

[主诉] 入睡困难、眠浅易醒 2 年余，加重 3 个月。

[现病史] 患者自述因工作劳累加上思虑过度出现入睡困难，眠浅易醒，多梦，伴烦躁，时头汗出。现症见：入睡困难，眠浅易醒，多梦，白天精神差，烦躁不安，头昏沉，时头汗出，怕冷，全身乏力，记忆力减退，纳差，大便黏，小便调。

[中医体征] 舌淡白，苔薄白。

[系统辨证脉象] 数、滑、散、细、来驶去怠。

[处方] 半夏 9 g，厚朴 12 g，茯神 20 g，紫苏叶 15 g，当归 15 g，白芍 20 g，防风 12 g，远志 12 g，香附 20 g，苍术 20 g，汉防己 12 g，川芎 15 g，桂枝 12 g。

[治法] 行气解郁，化痰除湿。

[分析]《形色外诊简摩》曰："故凡痰据于阳，令人多卧；痰据于阴，令人不寐。"此患者痰湿较重，盘踞于阴，阳不得入于阴，故而不寐。半夏厚朴汤能够行气解郁、化痰散结，原用于治疗痰气郁结肺胃之证。《名医别录》中记载防己能疗水肿膀胱热，通腠理，利九窍。《本经逢原》引弘景曰："防己是疗风要药。汉防己是根，入膀胱，去身半以下湿热。"《本草崇原》曰："防己中空藤蔓，能通在内之经脉，而外达于经脉……利大小便者，土得木而达，木防其土，土气疏通，则二便自利矣。"配合越鞠丸中香附、苍术、川芎来行气、燥湿、活血，苍术配防己燥湿化痰解邪，气得以阴阳交通。用桂枝一用其辛散之性宣散郁气，二来通心阳，温化水

饮用作使药。患者记忆力减退，《素灵微蕴》曰："心藏神，肾藏精。人之虚灵善悟者，神之发也，睹记不忘者，精之藏也。而精交于神，神归于精，则火不上炎，水不下润，是谓既济。精不交神，则心神飞越，不能知来，神不归精，则肾精驰走，不能藏往，此善忘之由也。"用远志苦泄热，温行气，辛散郁，主手少阴心经，能通肾气，上达于心，强志益智，聪耳明目，利九窍，治迷惑善忘，惊悸不寐。

病案5 张某，女，47岁。2010年11月20日初诊。

［主诉］入睡困难3个月。

［现病史］患者3个月前无明显诱因出现入睡困难，眠浅易醒，醒后不能再睡，每晚只能睡4~5个小时。为求系统治疗来我科。现症见：入睡困难，全身乏力，白天精神差，胸闷，烦躁，易着急，纳可，二便调。

［中医体征］舌淡胖，苔薄白。

［系统辨证脉象］沉、涩，右寸浮、粗、上。

［治法］疏肝解郁，行气宽中。

［处方］前胡15g，枇杷叶12g，紫苏叶15g，紫苏梗20g，当归30g，白芍15g，厚朴12g，防风15g，佩兰12g，荆芥15g，郁金20g，钩藤30g。

［分析］从患者症状结合舌脉来看，该患者以前生闷气太重，以致胸中气机不展，痰气郁结，气郁化火出现烦躁，前胡辛散，升降肝气，出内外之痰；枇杷叶苦偏寒，轻浮入肺，降气化痰；紫苏叶辛温宣散，理气和营，配合紫苏梗行气宽中。《本草乘雅半偈》称紫苏叶为"致新推陈之宣剂，轻剂也。故主气下者，可使之宣发，气上者，可使之宣摄。叶则偏于宣散，茎则偏于宣通，子则兼而有之，而性稍缓"。配合当归、白芍养血和血，用荆芥、防风、厚朴辛开苦降，解胸中气郁，佩兰芳香行脾，以防气滞脾胃生痰，用郁金行气解郁、凉血清心，钩藤平肝泻火除烦。

病案6 徐某，女，75岁。2013年5月28日初诊。

［主诉］入睡困难、眠浅易醒1个月。

［现病史］患者自述无明显诱因出现入睡困难，眠浅易醒，服用"佐匹克隆"，效果可。为求进一步系统治疗来我门诊。现症见：入睡困难，

眠浅易醒，盗汗，烦躁、焦虑，心慌，左侧持续性耳鸣，纳可，大便干燥，2~3 日一行，小便调。

［既往史］既往有脑梗病史、冠心病史、胃炎病史 10 年。

［中医体征］舌瘀红，苔黄。

［系统辨证脉象］刚、直、敛、数、涩、细，左寸郁动。

［治法］平肝潜阳，滋阴疏肝。

［处方］天麻（先煎）30 g，钩藤（后下）30 g，石决明 30 g，杜仲 12 g，桑寄生 15 g，川牛膝 12 g，黄芩 12 g，首乌藤 12 g，茯神 15 g，益母草 20 g，沙参 30 g，麦冬 30 g，茵陈 12 g，白头翁 20 g，紫苏梗 12 g，防风 15 g，白鲜皮 15 g。

［分析］此患者处于烦躁焦虑状态和思虑过度状态。肝属木，得春令升发之气，喜条达而恶抑郁，肝气郁滞则遏制其升发之性，而成肝气之病；肝木化风，风木不和，风气上越而为肝风之病；木能生火，木郁火旺，则攻窜而为肝火之病。《柳宝诒医论医案》中载："凡治肝实之病：一曰泄肝气，二曰疏肝瘀，三曰泻肝火，四曰祛肝寒，五曰镇肝逆。此五者，治肝之有余也。凡治肝虚之病：一曰扶肝气，二曰养肝血，三曰敛肝阴，四曰熄肝阳。此四者，治肝不足之病也。"此处应用天麻钩藤饮泻肝火，镇肝逆，配合紫苏梗、防风、白鲜皮扶肝气，沙参、麦冬防火伤阴，茵陈调肝气，白头翁入血主血散肝瘀。

病案 7　王某，男，48 岁。2013 年 5 月 3 日初诊。

［主诉］眠浅易醒、多梦 9 年。

［现病史］患者于 9 年前因工作压力大长期处于紧张、焦虑状态，导致睡眠质量差，易醒，醒后难以入睡，服用抗焦虑药物"佐匹克隆"后每晚能睡 4~5 个小时，不服用药物则难以入睡。现症见：眠浅易醒，多梦，心烦，心慌，头胀，手足心热，汗多，胸闷，纳可，二便调。

［中医体征］舌瘀红，苔黄。

［系统辨证脉象］刚、直、涩、细、来驶去怠、进多退少，左寸浮、热。

［治法］清泻心火，解郁除烦。

［处方］香附 20 g，苍术 20 g，白芍 30 g，当归 15 g，黄柏 12 g，知母 15 g，牡丹皮 20 g，黄连 12 g，栀子 9 g，荆芥 12 g，防风 15 g，紫苏梗 15 g，枳壳 12 g，甘草 6 g，赤芍 20 g，羚羊角粉（冲服）2 g。

［分析］气血并走于上，阳气当出不得出，肝气当治而未得，故心烦喜怒。阴阳生化之机，无非升降出入，各脉皆有系脉通心，以心为一身之主宰，一身之气血皆为心之所使，情欲所伤，必先养其心，用药石以调其气血、心志之病。《灵枢·邪客》曰："心者，五脏六腑之大主也，精神之所舍也。"此方在行气疏肝的基础上配合清肝泻火，气得通则火得泄，气血顺畅，火不扰神，则神自安。

病案 8 赵某，女，81 岁。2013 年 5 月 3 日初诊。

［主诉］入睡困难 20 余年。

［现病史］患者于 20 余年前无明显诱因出现入睡困难，于当地医院治疗，给予"佳乐定"每晚 2 片，"舒乐安定"每晚 2 片，服药后效果一般。现症见：无头晕头痛，偶有耳鸣，无恶心呕吐，胸闷，心慌，急躁易怒，纳可，多梦、噩梦纷纭，便秘，小便调。

［既往史］既往有冠心病病史 30 余年，糖尿病 15 年，高血压病史 10 年。

［中医体征］舌暗红，苔薄黄。

［系统辨证脉象］刚、涩、数、上、动，左结、代。

［治法］平肝泻火，升降气机。

［处方］天麻（先煎）30 g，钩藤（后下）30 g，石决明 30 g，杜仲 12 g，桑寄生 15 g，川牛膝 12 g，黄芩 12 g，首乌藤 12 g，茯神 15 g，益母草 20 g，龙胆 15 g，夏枯草 15 g，防风 15 g，紫苏叶 15 g，牡丹皮 20 g，紫苏梗 15 g，枳壳 12 g，降香 12 g。

［分析］《中西汇通医经精义》中载："胆气郁为怒，胆者木生之火也。西医论胆专言汁，不知有汁即有气，故《内经》均以气立论。木气条畅，火气宣达，则清和朗润，其人和平。若木郁生火，火郁暴发则为震怒，凡病之易怒者，皆责于胆气也。"此患者为郁火不得外达，上扰心神，则入

睡困难，心烦易怒，用天麻钩藤饮加减合并龙胆、夏枯草苦寒之品降泄肝火，配合一大类轻清上扬之品疏肝气，降香其性重而降气。

病案 9 马某，女，58 岁。2013 年 5 月 3 日初诊。

[主诉] 多梦、早醒 1 个月。

[现病史] 患者于 1 个月前因生气后出现多梦、早醒，于当地诊所治疗（具体治疗不详），效果差。为求系统诊疗来我科。现症见：无头晕头痛，时有耳鸣，常有恶心、嗳腐吞酸，视物昏花，胸闷、心慌、期前收缩，心烦易怒，四肢乏力，紧张时四肢常有麻木感，口干，口苦，口渴，纳差，多梦且噩梦纷纭，服用地西泮，每晚睡前服用 1 粒，效一般，大便稀溏，小便频且发黄。

[既往史] 既往高血压病史 2 年。

[中医体征] 舌瘀红，苔白。

[系统辨证脉象] 数、刚、涩、动、枯，左结代，右尺散。

[治法] 解思定虑，除烦安神。

[处方] 香附 20 g，苍术 20 g，朱砂（冲服）0.5 g，白芍 30 g，当归 15 g，防风 20 g，五加皮 15 g，木香 9 g，石菖蒲 9 g，独活 15 g，甘草 6 g，远志 12 g。

[分析] 此患者处于思虑过度加上烦躁焦虑状态。情绪状态对人体气机之升降的影响很大，怒则气上逆，郁则气机滞，故此方取用越鞠丸中的香附和苍术，香附甘寒，除胸中热兼下气，入足厥阴气分，为血中之气药，能行十二经八脉之气分；苍术苦辛气烈，别有雄壮之气，燥湿补土，升阳散郁；配合白芍、当归养肝血敛肝阴，朱砂养精神、安魂魄、通血脉，防风为风药之润剂，治风通用，散头目之滞气，五加皮味辛能散风，专入足厥阴和足少阴经，质韧芳香，能行血脉、强意志、壮筋骨；《药性论》曰"木香治女人血气，极辛香，尤行气"；石菖蒲下气除烦满，并远志通窍开心；独活不摇风而治风，气味俱薄升也，助解其郁。

病案 10 衣某，女，55 岁。2013 年 5 月 7 日初诊。

[主诉] 入睡困难、眠浅易醒 7 年。

　　［现病史］患者于 7 年前无明显诱因出现入睡困难，未做处理，曾自服"地西泮""佳乐定"等药，效果一般。为求明确诊断来我科就诊。现症见：头晕、头痛，视物模糊，无耳鸣，无恶心呕吐，胸闷，心慌心悸，心烦易怒，纳可，眠浅易醒，醒后可再入睡，多梦，二便调。

　　［既往史］既往胆囊炎病史 20 年，高血压、中度脂肪肝、肝囊肿、乳腺结节病史 1 年。

　　［中医体征］舌紫暗，苔厚腻。

　　［系统辨证脉象］稠、浊、涩、厚、动、数、来驶去怠。

　　［治法］行气养血，解郁安神。

　　［处方］香附 20 g，苍术 20 g，白芍 30 g，当归 15 g，柴胡 12 g，枳壳 15 g，荆芥 15 g，防风 12 g，浙贝母 20 g，白头翁 20 g。

　　［分析］此患者肝气郁结，平时心眼小，易较真，所以采用越鞠丸合四逆散加减，吴鹤皋曰：越鞠者，发越鞠郁之谓也。香附开气郁，苍术燥湿郁，抚芎调血郁，栀子解火郁，神曲消食郁。陈来章曰："皆理气也，气畅则郁舒矣。"（汪昂《医方集解·理气之剂》）配合荆芥、防风恢复肝之升发特性，浙贝母清肺平肝，消肿散结，李东垣记载白头翁气厚味薄，入手足阳明经血分，既能入血主血，又可升可降，为阴中阳也。在中医看肝囊肿、乳腺结节，都为"癥瘕积聚"之类，癥瘕积聚大多因血凝而成，而白头翁苦能下泄，辛能解散，寒能除热凉血，具有诸功能之效，为散热凉血行瘀之要药。

　　病案 11　周某，女，51 岁。2013 年 5 月 7 日初诊。

　　［主诉］入睡困难 1 个月。

　　［现病史］患者于 1 个月前因生气后出现入睡困难，未作处理，为求进一步明确诊断，遂来我院。现症见：头痛，无头晕，无耳鸣，视物模糊，眼干发涩，腿胀痛，时有胸闷心慌，呃逆嗳气，心烦易怒，神疲乏力，纳差，入睡困难，二便调。已绝经。

　　［既往史］既往肺气肿病史 5 年。

　　［中医体征］舌红少津，苔薄黄。

［系统辨证脉象］刚、直、敛、涩、动、数。

［治法］行气疏肝，滋阴安神。

［处方］半夏9g，厚朴12g，茯神20g，紫苏叶15g，当归15g，白芍20g，防风12g，远志12g，沙参30g，麦冬30g，百合15g，紫苏梗20g，枳壳12g，降香12g，桑白皮15g，浙贝母12g，天冬15g，钩藤（后下）20g。

［分析］患者生闷气，肝气郁结，循经横窜，肝血不濡双目，肝气犯胃，呃逆嗳气，关键病机都是因为肝气郁结所致各脏腑气机紊乱，用半夏厚朴汤调畅肝之气机，紫苏梗、枳壳配合降香升降气机，沙参、麦冬、天冬滋阴养肝，百合清心除烦，钩藤禀春气以生，气微寒，为手少阴、足厥阴经要药。少阴主火，厥阴主风。风火相搏，此药气味甘寒，直走二经，则风静火息而肝心宁，火热之邪，皆由阴不足则阳有余，阳有余则火盛而内热，火与元气不两立，火能消物，造化自然也。唯甘也可以补元气，唯寒也可以除内热，热除矣，元气生矣，桑白皮甘寒之性对于此，《本草备要》曰："桑白皮：治肺热喘满，唾血热渴，水肿肤胀。肺气虚及风寒作嗽者慎用。"

病案12 李某，女，61岁。2021年12月24日初诊。

［主诉］睡眠障碍10余天。

［现病史］患者近10余天入睡困难，多梦易醒，醒后难以复睡，情绪易烦躁，烘热汗出。为求进一步系统治疗特来我科就诊。现症见：入睡困难，易烦躁，纳可，二便调。

［中医体征］舌红，少苔。

［系统辨证脉象］刚、直、短、动。

［治法］解郁疏肝，泻火滋阴。

［处方］栀子9g，淡豆豉12g，黄连6g，生地黄12g，制远志12g，丹参12g，龙骨（先煎）15g，天麻（先煎）15g，麦冬12g，甘草6g。

［分析］《灵枢·大惑论》曰："卫气不得入于阴，常留于阳，留于阳则阳气满，阳气满则阳跷盛，不得入于阴则阴气虚，故目不瞑矣。"马

莳曰："此言病之所以不得卧也，人有病而不得卧者，正以卫气不得入于阴分，而常留于阳分，则阳气满而阳蹻盛，故不得入于阴也。惟阴气之虚，所以目不得瞑耳。"烦躁焦虑状态既可以作为病因导致疾病的发生，又可以是疾病病痛引起的结果，这种互为因果、相互影响、共同存在的状态使得疾病更加复杂，难以自愈。患者老年女性，阴气自半，或由于过度劳倦、饮食失调、情志失调等导致阴虚火旺，可见入睡困难，易烦躁，舌红少苔，脉弦动。方中栀子、淡豆豉宣郁除烦，黄连、生地黄清热泻火养阴，丹参活血养血，远志、龙骨养心镇惊安神，天麻平抑肝阳，麦冬、甘草补气养阴。

病案 13 郭某，女，59 岁，2022 年 10 月 17 日初诊。

［主诉］失眠 30 余年。

［现病史］患者 30 多年前因头部受凉后感冒引起入睡困难。未经系统诊治，现自服阿普唑仑 0.4 mg，每日 1 次，间断服用奥氮平片 2.5 mg，每日 1 次，效一般。现症见：入睡困难，不服西药彻夜难眠，服药后可睡 3~4 小时，头部发紧不适。望诊可见患者双下肢水肿，走路加重，并伴下肢肌肤甲错。纳可，二便调。

［中医体征］舌红，苔白腻。

［系统辨证脉象］刚、直、动、涩。

［治法］化痰解郁，活血利水。

［处方］瓜蒌薤白半夏汤加知母 12 g，川芎 30 g，防风 12 g，僵蚕 12 g，蝉蜕 6 g，牡丹皮 20 g，秦艽 15 g。

［分析］《素问·阴阳应象大论》云："人有五脏化五气，而生喜怒悲忧恐。""五脏"化五气，"五气"化生五志（七情），人体的心理状态，以"五气"为物质基础而产生，与五脏的生理功能关系密切。因此，心理状态紊乱势必会影响人体气机，导致脏腑之间功能不相协调，扰乱人体动态平衡状态，发而为病。然而外邪仍然是导致发病的重要组成部分，也可以作为发病时可见到的病理因素。患者因头部受凉而致失眠，失眠后可见头痛，恰恰说明了这一点。结合患者症状及舌脉，选用瓜蒌薤白半夏汤加减。患者双下肢水肿，走路加重，并伴下肢肌肤甲错，提示了"清阳不升，

浊阴不降"，加川芎、丹皮活血化瘀，僵蚕化痰通络，秦艽祛湿热通经络，蝉蜕、防风走表散邪，知母清热。

二、颤证

病案1 曹某，男，18岁。2011年7月4日初诊。

[主诉] 头部不自主运动2年余。

[现病史] 患者近2年前无明显诱因出现头部不自主运动，多为点头、摇头、弄舌、舔唇等动作，喉中有痰，曾于某医院诊断为"多动症"，给予托吡酯（妥泰）治疗，患者未持续服药。现症见：头部偶有不自主动作，弄舌、舔唇，喜叹息，自述心前区疼痛，无伴随症状，纳眠可，二便调。

[中医体征] 舌红，苔白。

[系统辨证脉象] 刚、直、滑、动。

[处方] 紫苏梗20 g，枳壳15 g，白芍20 g，香附20 g，苍术20 g，当归15 g，降香12 g，红花12 g，瓜蒌20 g，荆芥15 g，枇杷叶12 g。

2013年4月30日二诊：服药后症状基本消失，现上述症状又反复出现，眠差，难以入睡，注意力不集中，压力较大，纳可，二便调。

[中医体征] 舌边尖红，苔薄白。

[系统辨证脉象] 刚、动。

[处方] 朱砂（冲服）0.5 g，白鲜皮20 g，桑白皮20 g，防风12 g，白芍30 g，当归15 g，香附20 g，苍术20 g，荆芥12 g，柏子仁12 g，厚朴12 g。

2013年6月4日三诊：病史同前，服药后效可。现症见：头部不自主点头，激动后尤甚，入睡困难，注意力不集中，时有耳鸣，手心热，纳可，大便每日3次，质正常，小便调。

[中医体征] 舌淡红，苔白。

[系统辨证脉象] 动、涩。

[处方] 上方去朱砂，加沙参30 g，麦冬30 g，木香9 g。

[分析]《杂病源流犀烛·肝病源流》曰："肝和则生气，发育万物，

为诸脏之生化。"结合症状和舌脉，该患者因精神压力大处于焦虑状态，心态一直处于不放松状态，而致长期精神抑郁，出现自主神经功能紊乱。所以重点在于疏理该患者气机，疏肝解郁，解思定虑，用香附、苍术配合当归、白芍，符合肝喜条达、主藏血之功，风盛则动，所以疏肝气、祛肝风非常重要；白鲜皮通关节、利九窍；合桑白皮祛风；柏子仁益气血，用之则润，肾之药也；厚朴下气，合辛类药调理脾胃升降之机，肝升脾舒，郁气得散，疾病得解。

病案 2 徐某，男，13 岁。2013 年 4 月 12 日初诊。

[主诉] 阵发性四肢抽搐、口角流涎、眼斜、口㖞 2 年余，加重 1 个月。

[现病史] 患者 1 周岁时患脑膜炎，出院后右手三指出现活动不利。10 年后出现四肢抽搐、口角流涎、眼斜、口歪，服用托吡酯片、左乙拉西坦片，效果欠佳。现症见：阵发性四肢抽搐、口角流涎、口眼㖞斜，右侧手指活动不利，脾气暴躁，心烦，自觉头部、背部放电，纳差，眠差，大便稀，每日 2 次，小便调。

[中医体征] 舌瘀红，苔黄。

[系统辨证脉象] 刚、直、涩、上、动。

[治法] 清肝泻火，调畅气机。

[处方] 香附 20 g，苍术 30 g，白芍 30 g，当归 15 g，防风 20 g，荆芥 12 g，紫苏梗 15 g，桔梗 9 g，茵陈 15 g，郁金 20 g，川芎 15 g，柴胡 12 g，桂枝 12 g，黄柏 12 g，黄芩 12 g，白头翁 20 g，朱砂（冲服）0.5 g，远志 12 g。

2013 年 4 月 26 日二诊：病史同前，药后效可。现症见：抽搐发作次数减少，两周发作 3 次，发作时程度减轻，抽搐、流涎、口眼㖞斜消失，纳眠差，睡眠作息不规律，小便时黄时清，大便稀，每日 2~3 次。

[中医体征] 舌淡红，苔白。

[系统辨证脉象] 刚、直、动、细。

[处方] 上方加生麻黄 9 g，党参 15 g，麦冬 30 g，黄芪 30 g。

2013 年 5 月 3 日三诊：病史同前，药后效可（家属代述）。现症见：抽搐发作已明显减轻，已无流涎、口角抽搐，纳差，眠可，大便时干时稀，小便正常。

［中医体征］舌淡红，苔白。

［系统辨证脉象］细、散。

［处方］人参（另煎）12 g，黄芪 30 g，知母 15 g，白芍 30 g，厚朴 20 g，陈皮 12 g，白术 30 g，生麦芽 15 g，鸡内金 12 g，香附 20 g，苍术 20 g，朱砂（冲服）0.5 g，川芎 20 g，五加皮 15 g，木香 9 g，沙参 20 g，生麻黄 9 g。

［分析］该患者脾气暴躁，肝火素盛，易风火相扇，应使用寒而重镇之品。李时珍云："阳气怫郁，而不得疏越，少阳胆木，挟三焦少阳相火，巨阳阴火上行。故使人易怒如狂。其巨阳、少阳之动脉，可诊之也……不使胃火复助其邪也……木平则火降，故曰下气疾速，气即火也。"这首方剂为辛开苦降之意，用荆芥、防风等辛味药升发肝气；黄芩、黄柏之类苦寒镇泄肝火；茵陈春天生，冬天死，下膈，去胸中烦；郁金辛能散，苦能泄，故善降逆气，入心、肝、胃三经，故治血积，气降而和，则血凝者散；远志以补不足，除邪气，利九窍，益智慧。后期则要注意以健脾益气为主，兼用疏理气机。

病案 3 魏某，男，55 岁。2018 年 11 月 15 日初诊。

［主诉］左上肢及右下肢不自主抖动伴活动不利 5 年余，加重 2 周。

［现病史］患者述 2013 年车祸后出现惊恐、焦虑等不良情绪，持续时间较长，后渐出现左上肢颤抖，逐渐发展至双上肢，走路起步缓慢，逐渐加重，在某医院诊为帕金森病，服美多芭可暂时缓解症状，但不能持久，目前呈逐渐加重趋势。现症见：左上肢颤抖，尤以手抖明显，双下肢麻木，右侧尤重，晚上加重，头部麻木发胀，左耳鸣，无头晕，情绪低落；腹胀，右侧疼痛，有气顶感，纳可，眠差，每日三四小时，间断服用阿普唑仑；小便频，便秘，3~4 日一行。

［中医体征］舌红，少苔。

［系统辨证脉象］动、直、内、敛、沉、涩。

［治法］活血化瘀，解郁行气。

［处方］柴胡 15 g，枳壳 15 g，红花 12 g，桃仁 9 g，当归 15 g，瓜蒌 20 g，

姜黄 20 g，防风 15 g，徐长卿 15 g，秦艽 20 g，远志 12 g，桑白皮 20 g，羚羊角粉（冲服）2 g，柏子仁 12 g，巴戟天 15 g，白芍 30 g，甘草 6 g。

［分析］整体脉象直、动、内、敛，表明患者体质为木型之人，平素善思劳心，小心谨慎，易思虑。整体脉象动、敛、数表明患者心理张力高，时刻放心不下，有担心、害怕的情绪；左关脉有明显的谐振波，且脉象沉、涩，表征患者有烦躁焦虑。左寸浮、动，左关及双尺沉、涩表示患者肝气郁结，气滞血瘀，痹阻经络。郁结之气窜扰经络则肢体颤动，腹部气顶感，经络痹阻，则肢体麻木、沉重。右寸浮、动，右关脉热、动表明患者肝木侮金犯胃则腹胀。脉涩表明肝气郁滞，气行不畅，日久发为血瘀。整体辨证为肝郁不舒，瘀阻经络，以疏肝解郁、活血通络方加减治之，以血府逐瘀汤为底方加减。肝郁导致肝用不能正常发挥，条达舒展之特性不能正常发挥，采用解表类药物防风、紫苏叶、独活以宣达透散，使肝气条达，协调血府逐瘀汤加强疏肝解郁升散之力，调节紊乱的气机状态，疗效肯定。一味羚羊角粉清热解毒、醒神开窍。《景岳全书》曰："善走少阳、厥阴二经，故能清肝定风，行血行气。"药理研究发现，羚羊角有中枢镇静作用，可缓解焦虑惊恐等不良心理情绪。

三、痹病

病案 1 张某，女，60 岁。2013 年 5 月 21 日初诊。

［主诉］四肢关节肿痛，活动不利 4 个月。

［现病史］患者自述 4 个月前因劳累汗出后出现四肢关节肿痛，四肢无力，活动不利，2012 年 12 月 28 日于某医院查抗链球菌溶血素 O（－）、类风湿因子（－），被诊为多发性神经炎，服用甲钴胺片、洛索洛芬钠片治疗。后于当地医院以"骨关节炎""类风湿""高血压病"收入院治疗，以推拿等治疗好转出院。现服用中药及大活络丹治疗，为求系统治疗来我科。现症见：腰酸，肩背酸痛，双腕、双膝及双踝肿痛明显，双手呈梭形肿胀，双手握物不固，四肢活动不利，无头晕、头痛，无恶心呕吐，无胸闷心慌，纳可眠差，二便调。

［既往史］既往高血压病史8年，冠心病病史8年。

［中医体征］舌暗红，苔黄。

［系统辨证脉象］刚、直、动、数、涩。

［治法］平肝泻火，活血舒筋。

［处方］天麻30 g（先煎），钩藤（后下）30 g，石决明30 g，杜仲12 g，桑寄生15 g，川牛膝12 g，黄芩12 g，首乌藤12 g，茯神15 g，益母草20 g，吴茱萸9 g，木瓜20 g，香附20 g，苍术20 g，威灵仙20 g，骨碎补12 g，防风15 g。

［分析］这是一例从患者性格出发治疗痹病的案例。结合患者舌脉，现在认为痹病是因为风寒湿三气杂至，合为痹病。痹者，闭塞不通也。在治疗上也是祛风除湿散寒及活血化瘀这种固定搭配。而忽略了其内在的病机，《内经》中有说五脏痹，是邪气由表及脏腑所致，"五脏皆有合，病久而不去者，内舍于其合也。故骨痹不已，复感于邪，内舍于肾。筋痹不已，复感于邪，内舍于肝。脉痹不已，复感于邪，内舍于心。肌痹不已，复感于邪，内舍于脾。皮痹不已，复感于邪，内舍于肺。所谓痹者，各以其时重感于风寒湿之气也。"而殊不知内在的五脏六腑气机的紊乱，日久也会侵及肢体经络。《素问悬解》曰："五脏阴也，阴气者，静则五神内藏，躁则消亡而不藏……而邪之所凑，其气必虚，非内伤五脏，里气虚损，先有受邪之隙，邪不遽入也。"所以治疗上既要平抑肝气，又要舒筋活络。天麻钩藤饮平抑肝气，配合香附、苍术、防风疏解肝气；吴茱萸下逆气，除湿血痹，逐风邪，开腠理；木瓜入筋，益筋与血；骨碎补、威灵仙以强筋健骨。

病案2 张某，女，67岁。2021年9月1日初诊。

［主诉］右下肢麻木、热感2个月，加重1个月。

［现病史］患者于2个月前无明显诱因出现右下肢麻木感，自觉热感，延及整个下肢，下午及夜晚加重。无肢体无力，无头晕呕吐，无复视、视物不清，未曾治疗。现症见：右下肢麻木伴有热感，言语欠清、不流利，左侧口角流涎，口周麻木，纳眠差，纳差、反酸，二便调。

［中医体征］舌红，苔白厚腻。

［系统辨证脉象］涩、细、弱。

［治法］理气化痰，活血化瘀。

［处方］黄芩 15 g，川牛膝 15 g，党参 20 g，瓜蒌 28 g，薤白 9 g，姜半夏 9 g，檀香 12 g，砂仁 6 g，知母 20 g，醋鸡内金 9 g，陈皮 9 g，独活 15 g，盐杜仲 12 g。

［分析］中药以理气化痰、活血化瘀为原则，方选瓜蒌半夏薤白汤加减，《绛雪园古方选注》曰："君以薤白，滑利通阳；臣以栝楼实，润下通阴；佐以白酒，熟谷之气上行药性，助其通经活络而痹自开，若转结中焦而为心痛彻背者，但当加半夏一味，和胃而通阴阳。"方中瓜蒌与半夏共为君药，理气宽胸，祛痰散结；薤白为臣药，温通胸阳，行气散结止痛，二者相配，并配以檀香、砂仁理气和中，一祛痰结，一通气滞，相辅相成。牛膝活血化瘀，行气活血，以助薤白行气、通阳之功；党参健运脾气；陈皮疏肝理气化痰；黄芩清郁火；知母清热滋阴；独活解表祛湿通络；杜仲补益肝肾；鸡内金健脾消食。

四、健忘

病案 田某，男，18 岁。2013 年 6 月 4 日初诊。

［主诉］注意力不集中、健忘 2 年余。

［现病史］患者自述 2 年前无明显诱因出现注意力不集中、健忘。现症见：注意力不集中、健忘，时有烦躁焦虑，易发怒，双侧耳鸣、脑鸣，腰痛，纳差，失眠多梦，二便调。

［中医体征］舌红，苔薄白。

［系统辨证脉象］刚、直、涩、动、数。

［治法］升降气机，清肝滋阴。

［处方］沙参 30 g，麦冬 30 g，桑白皮 15 g，羚羊角粉（冲服）2 g，防风 15 g，荆芥 15 g，紫苏叶 20 g，厚朴 15 g，甘草 6 g。

［分析］《内经知要》云："肝藏魂，魂伤则或为狂乱，或为健忘。"《灵素节注类编》云："心肺清阳气虚，故神不精明而善忘。清阳上虚，

则浊阴不降……而营卫之气不得旋运，留滞于下而不升，心主营，肺主卫，其气不以时上，故心肺虚而善忘也。"出现上述症状皆是因为心乱，心乱则百病生，心静则百病皆去。此患者出现健忘、注意力不集中的症状是其平时的个性所决定的，该患者平时易焦虑，心不静，长此以往，心主神的功能失常，营卫气血运行失调而影响他脏。平时患者易激惹，从脉象得知，该患者已郁而化火，火热伤阴，所以既要顾及现今的病机变化，又要升降全身气机。用苏叶辛散、厚朴苦降调节全身气机升降；沙参、麦冬滋阴护肝；桑白皮味甘而辛，气寒，可升可降，阴中之阳，助元气、泻火邪，少阴为君主之官，虚则神明不守；羚羊性灵能通神灵，逐邪气，心得所养而诸症皆除，且入肝散邪，凉血热平逆气；防风作为"风药之润剂"，入厥阴，升发能散，能散头目中滞气及肝中郁气；荆芥气味俱薄，浮而升，阳也，清头目上行，解利诸邪。

五、内伤发热

病案 贺某，男，34岁。2012年12月4日初诊。

[主诉]自觉右腰部及双脚发热2周。

[现病史]患者自两周前无明显诱因自我感觉易怒烦躁。现症见：双眼、右腰及双脚感觉发热，头右侧发胀，易着急，眠浅易醒，醒后疲劳，纳可，大便每日2次，小便调。

[中医体征]舌淡红，苔薄白有裂纹。

[系统辨证脉象]刚、直、涩、热、数。

[治法]行气疏肝，清肝解热。

[处方]半夏9g，厚朴12g，茯神20g，紫苏叶15g，当归15g，白芍20g，远志12g，防风12g，朱砂（冲服）0.5g，黄连12g，羚羊角粉（冲服）2g，僵蚕12g，生地黄30g，麦冬30g，天冬20g，络石藤20g，佩兰12g，木瓜20g。

2012年12月11日二诊：病史同前，服药后平妥。现症见：诸症减轻，着急后两胁发紧，易激惹，大便次数多，小便频，纳眠可。

［中医体征］舌红，苔黄。

［系统辨证脉象］刚、直、细、涩。

［处方］上方加汉防己15g，桑白皮20g，柏子仁12g。

2012年12月18日三诊：病史同前，服药后平妥。现症见：后背发热，左胁疼痛，纳眠可，大便次数多，小便调。

［中医体征］舌红，苔白。

［系统辨证脉象］刚、直、涩。

［处方］上方加黄芩12g，白鲜皮20g。

2012年12月25日四诊：病史同前，服药后平妥。现症见：药后感觉发热，牙龈肿痛，小便频，大便调，纳眠可。

［中医体征］舌红苔少。

［系统辨证脉象］细、涩。

［处方］半夏9g，陈皮12g，云苓30g，甘草6g，朱砂（冲服）0.5g，枳实12g，竹茹9g，黄芩15g，白鲜皮20g，桑白皮20g，远志12g，石菖蒲9g，郁金12g，生地黄20g，玄参20g。

2013年1月1日五诊：病史同前，服药后平妥。现症见：药后耳部发热，双眼热胀感，右头胀痛，小便频，大便日行2次，纳眠可，偶有早醒。

［中医体征］舌红苔少。

［系统辨证脉象］数、热、涩。

［处方］上方去云苓、竹茹，加钩藤30g，降香12g，玄参30g。

［分析］从脉象得知，该患者气机郁滞，邪气羁留营血，气浊血着，营卫运行失常，则外为发热，内为少气。《素问·逆调论》云："阴气少而阳气胜，故热而烦满也。"怒者肝主之，过怒则肝气横，血不能静，气血上逆，肝为主血之脏，全赖气之和而使血流不滞，现肝气郁于内，肝火犯，宜辛散解肝郁，苦寒以降肝火，平养和其神。用半夏厚朴汤辛开苦降、养肝安神之用；朱砂清心火镇心神；黄连、羚羊角粉清肝泻火；生地黄、麦冬、天冬滋阴凉血清热；蚕属阳，僵者又兼金木之化，僵蚕气味俱薄，升而浮，辛平咸，入厥阴经，可辛散肝经风热，能入皮肤经络，发散诸邪热气；

络石藤宣发通络；《神农本草经》记载佩兰能生血，调气与荣，气芳香味辛，宣开散滞，气血得通；木瓜辛温酸敛，益筋与血。内伤发热本就源于脏腑功能失常或气血阴阳失调，此方调心肝，畅气血，则内热自除。

六、痉病

病案　侯某，女，42 岁。2013 年 5 月 21 日初诊。

[主诉] 站立不稳，抽搐 1 年余。

[现病史] 患者于 2012 年 4 月出现自觉心慌，站立不稳，抽搐，意识清醒，就诊于当地医院，做 MRI 及脑电图无明显异常，诊断为"病毒性脑炎""发作性癫痫"，后就诊于某医院，服用卡马西平治疗，效可。后因停药后再次发作。现症见：心慌，焦虑抑郁，情绪低落，发作时口吐白沫，伴手心、脚心汗出，纳差，眠差，便溏，小便调。

[既往史] 既往癫痫 1 年余。

[中医体征] 舌淡红，苔白。

[系统辨证脉象] 刚、直、涩、动、来驶去息、高不及。

[治法] 行气解郁，疏肝止痉。

[处方] 半夏 9 g，厚朴 12 g，茯神 20 g，紫苏叶 15 g，当归 15 g，白芍 20 g，远志 12 g，防风 12 g，朱砂（冲服）0.5 g，佩兰 20 g，木香 12 g，降香 12 g，前胡 12 g，天麻（先煎）20 g。

2013 年 5 月 28 日二诊：病史同前，服药后平妥。现症见：心慌缓解，持续时间短，焦虑、多虑、畏惧感减轻，眠浅易醒，多梦，纳可，大便每日 1~2 次，小便调。

[中医体征] 舌瘀红，苔白。

[系统辨证脉象] 动、涩。

[处方] 上方加五加皮 20 g，防己 12 g，僵蚕 12 g。

[分析] 《黄帝内经》云"诸痉项强，皆属于湿""邪入于阳，拮则为癫疾"。《类经》曰："痉，风强病也……湿兼风化而侵寒水之经。"此患者已形成躯体疾病（癫痫）与性格情绪（焦虑）之间的恶性循环，躯

体症状不除，内心始终不安，焦虑心理不放松会加重躯体症状。所以治疗时要兼顾两者，标本兼治。古代医籍中认为形成痉病为筋失濡养、热极生风、阴寒凝滞而阳气不行。结合患者症状及舌脉，用半夏厚朴汤加减宣郁开滞以缓解患者焦虑心态，朱砂益精神、安魂魄；佩兰芳香宣郁开滞；木香为夏秋之阳气而生，兼得土中阳精，性属纯阳，故主邪气，阳主清明开发，故强志及不梦寤魇寐；合紫苏叶调大怒后气逆及气之不通顺。降香入心肝血分，行瘀滞；前胡苦寒，能散有余之邪热痰实，疗痰满、胸胁痞满、心腹结气，降气；天麻入肝，味辛气缓，能逐风湿外邪，能散肝之邪气，诸药配合调畅全身气机，营卫和调，安心肝，则焦虑情绪及躯体症状皆缓解。

七、头痛

病案 1　段某，女，21 岁。2013 年 5 月 28 日初诊。

［主诉］反复发作右侧颞部胀痛 3 年。

［现病史］患者自述每因心烦、生气后出现右侧颞部胀痛，发作前头晕，视物模糊，发作时伴呕吐，睁眼、闭眼时疼痛加剧，发作停止后胸闷、心慌，曾于当地就诊（具体药物不详），效一般，为求系统治疗来我科。现症见：7 天前右侧颞部胀痛发作过 1 次，现无头痛头晕，无耳鸣，纳眠可，二便调。

［中医体征］舌红，苔白。

［系统辨证脉象］刚、直、细、涩、动、热、枯。

［治法］平抑肝阳，滋阴补肾。

［处方］天麻（先煎）30 g，钩藤（后下）30 g，石决明 30 g，栀子 9 g，杜仲 12 g，桑寄生 15 g，川牛膝 12 g，黄芩 12 g，首乌藤 12 g，茯神 15 g，益母草 20 g，朱砂（冲服）0.5 g，沙参 30 g，麦冬 30 g，白鲜皮 20 g，防风 15 g。

［分析］《黄帝内经太素》曰："足厥阴脉属肝络胆，上连目系，上出额，与肾脉会于巅，故气失逆头痛。"阳逆头痛，胸满不得息，出现胸闷、心慌。此头痛为水亏火炎也，肾脉宜沉，浮则阴虚，水以生木，弦则气泄，

故为肾之不足。从该患者脉象获之为上实下虚之象，治疗上应平抑肝阳，滋阴补肾。用天麻钩藤饮平肝阳滋肾阴，厥阴为风木之脏，天麻浮而升，入足厥阴肝经，能逐风平肝，为头痛及眩所用之药；钩藤药性平和直走心肝二经，则风静火息而心肝宁；石决明得水中之阴气生，咸寒既能入肾补阴，又能入血除热，治疗诸目疾；栀子、黄芩苦寒，泻肝火，解心中烦闷；杜仲、桑寄生滋补肝肾，配合川牛膝性善下行；肾主闭藏，肝主疏泄，而首乌藤气温味苦涩，苦走肾，温补肝，收敛精气，养血益肝，固精益肾；益母草活血行气又有补阴之功，且易除心烦；茯神安神；朱砂泻心火，防风疏理肝气；沙参、麦冬防火热伤阴；白鲜皮苦寒，降多于升，能泄热除热。

病案 2　孙某，女，34 岁。2013 年 6 月 4 日初诊。

［主诉］阵发性头痛 2 年余。

［现病史］患者自述两年前因生气导致头顶、两颞及后枕部疼痛，伴项部疼痛发凉。曾于当地治疗，诊断为"紧张性头痛"，并服用药物治疗，效可。现症见：头顶、两颞及后枕部疼痛，伴项部疼痛发凉，偶有头晕，时有干呕，无视物旋转，无耳鸣，乏力，烦躁，易发怒，身凉，汗出，腰及两脚疼痛，大便稀薄，小便调。纳可，睡时易磨牙，易惊吓，月经正常。

［中医体征］舌红，苔黄。

［系统辨证脉象］动、热、数、细、涩。

［治法］行郁疏肝，清肝泻火。

［处方］天麻（先煎）30 g，钩藤（后下）30 g，石决明 30 g，杜仲 12 g，桑寄生 15 g，川牛膝 12 g，黄芩 12 g，首乌藤 12 g，茯神 15 g，益母草 20 g，半夏 9 g，厚朴 12 g，防风 15 g，紫苏叶 15 g。

［分析］本方为平肝降逆之剂，以天麻、钩藤、石决明之平肝祛风降逆为主，辅以清降之黄芩，活血之牛膝、益母草，滋肝肾之桑寄生、杜仲等，滋肾以平肝之逆，并辅首乌藤、茯神，以安神安眠，缓解其失眠。故为用于肝厥头痛、晕眩、失眠之良剂（胡光慈《中医内科杂病证治新义》）。此患者为气机郁于内不得外达之机，日久形成肝气郁结，肝火上扰的证候，旨在行郁疏肝、清肝泻火。采用天麻钩藤饮清泄肝火，合半夏厚朴汤加减

行气解郁，肝火平，气机外达则诸症皆除。

病案3 王某，男，30岁。2013年4月20日初诊。

[主诉] 头痛、心慌10余年，加重半年。

[现病史] 患者于10余年前无明显诱因出现头痛，后于当地医院中药治疗，稍有好转。为求系统治疗来我科。现症见：头痛，无头晕，无耳鸣，无恶心呕吐，胆小怕事，心烦易怒，纳眠可，二便调。

[中医体征] 舌红，苔黄。

[系统辨证脉象] 热、细、动、直。

[治法] 清心泻火，疏肝解郁。

[处方] 炒栀子12 g，清半夏9 g，柴胡12 g，黄芩12 g，枳壳12 g，川芎12 g，牡丹皮12 g，香附15 g，生麦芽15 g，浙贝母12 g，合欢皮20 g，紫石英15 g，石菖蒲9 g。

2013年5月3日二诊：病史同前，药后效可。现症见：头痛减轻，时有心慌，仍感害怕，纳眠可，二便调。

[中医体征] 舌淡，苔薄黄。

[系统辨证脉象] 动、涩、来驶去怠。

[处方] 半夏9 g，厚朴12 g，茯神20 g，紫苏叶15 g，当归15 g，白芍20 g，远志12 g，防风12 g，五加皮20 g，木香9 g，佩兰20 g，独活12 g，天麻（先煎）20 g。

[分析] 该患者内心张力颇高，头痛有上实下虚之证，有阳气不足之证等，脉弦细头痛发热者属少阳，此方应用半夏厚朴汤加减，此患者胆气郁结，半夏辛温入肺胃，化痰散结，降逆和胃，为君药。厚朴苦辛性温，下气除满，为臣药。二药相合化痰结，降逆气，痰气并治。茯苓健脾渗湿，湿祛则痰无由生；生姜辛温散结，和胃止呕，且制半夏之毒；紫苏叶芳香行气，理肺疏肝，助厚朴以行气宽胸、宣通郁结之气，共为佐药。诸药合用，共奏行气散结，降逆化痰之功。麦芽，专入胃，味甘气温。功专入胃消食，又味微咸，能软坚，温主通行，其生发之气，能助胃气上行以资健运，下气宽中。合欢皮安五脏，利心气；紫石英补心气不足，定惊悸，安魂魄。《神

农本草经》曰："紫石英：主心腹咳逆（《御览》引作呕逆），邪气，补不足，女子风寒在子宫，绝孕，十年无子。久服，温中，轻身延年。"

八、心烦

病案 1 王某，女，39 岁。2013 年 6 月 4 日初诊。

［主诉］心烦 1 个月余。

［现病史］患者于 1 个月余前无明显诱因出现心烦，易怒，偶有头痛，气短、胸闷，左胁时有疼痛，不思饮食，纳差，大便平素 2~3 日 1 次，情绪不稳，小便可，月经规律，色暗有块，左侧乳腺增生，右侧乳腺囊肿。

［中医体征］舌瘀红，苔腻。

［系统辨证脉象］数、稠、涩、上，左郁动。

［治法］疏肝解郁，清心除烦。

［处方］半夏 9 g，厚朴 12 g，茯神 20 g，紫苏叶 15 g，当归 15 g，白芍 20 g，远志 12 g，防风 12 g，佩兰 20 g，苍术 20 g，天麻（先煎）20 g，枇杷叶 12 g，百合 30 g。

病案 2 王某，男，63 岁。2013 年 5 月 31 日初诊。

［主诉］心烦 1 周。

［现病史］患者自 7 天前无明显诱因出现心烦，心慌胸闷，夜间盗汗，口苦口干，对外界事物不感兴趣，情绪低落，眼涩，耳鸣，双上肢发麻，纳差，入睡困难，眠浅易醒，大便调，小便频黄。

［中医体征］舌红，苔白。

［系统辨证脉象］热、数、动、涩。

［治法］疏肝解郁，清心除烦。

［处方］半夏 9 g，厚朴 12 g，茯神 20 g，紫苏叶 15 g，当归 15 g，白芍 20 g，远志 12 g，防风 12 g，桑白皮 15 g，白鲜皮 20 g，朱砂（冲服）0.5 g，郁金 12 g，柏子仁 12 g。

病案 3 贺某，男，34 岁。2012 年 12 月 4 日初诊。

［主诉］心烦易怒 1 周。

［现病史］患者1周来无明显诱因出现自觉上火，易怒、心烦。现症见：右腰部、双脚自觉发热，眼热，易着急，右侧头部发胀，眠浅多梦，醒后疲劳，纳可，大便每日2次，小便调。

［中医体征］舌淡红，苔薄有裂纹。

［系统辨证脉象］数、热、涩、动。

［治法］疏肝解郁，清心除烦。

［处方］半夏9g，厚朴12g，茯神20g，紫苏叶15g，当归15g，白芍20g，远志12g，防风12g，朱砂（冲服）0.5g，黄连12g，羚羊角粉（冲服）2g，僵蚕12g，生地黄30g，麦冬30g，天冬20g，络石藤20g，佩兰12g，木瓜20g。

2012年12月11日二诊：病史同前，药后效可。现症见：着急后两胁发紧，易激惹，诸症减轻，大便次数多，小便频，纳眠可。

［中医体征］舌红，苔黄。

［系统辨证脉象］数、涩、动。

［处方］上方加汉防己12g，桑白皮20g，柏子仁12g。

2012年12月18日三诊：病史同前，药后效可。现症见：后背发热，左胁疼痛，纳眠可，大便次数多，小便调。

［中医体征］舌红苔黄。

［系统辨证脉象］数、热。

［处方］上方加黄芩12g，白鲜皮20g。

2012年12月25日四诊：病史同前，药后效可。现症见：药后耳热，牙龈肿痛，纳眠可，小便频，大便调。

［中医体征］舌红苔少。

［系统辨证脉象］热、涩。

［处方］半夏9g，陈皮12g，茯苓30g，甘草6g，枳实12g，竹茹9g，朱砂（冲服）0.5g，远志12g，石菖蒲9g，白鲜皮20g，桑白皮20g，黄芩15g，郁金12g，生地黄20g，玄参20g。

［分析］以上三则病案之心烦，皆运用了半夏厚朴汤加减，《素问·阴

197

阳应象大论》记载"心在志为喜""肝在志为怒""脾在志为思""肺在志为忧""肾在志为恐",此五脏五志之分属也。至若五志有互通为病者,如喜本属心,而有曰肺喜乐无极则伤魄,是心肺皆主于喜也。盖喜生于阳,而心肺皆为阳脏,故喜出于心而移于肺,所谓多阳者多喜也。又若怒本属肝,而有曰胆为怒者,以肝胆相为表里,肝气虽强而取决于胆。有曰血并于上,气并于下,心烦冤,善怒者,以阳为阴胜,故病及于心而心烦,皆是因为以肝气郁结为先导后来发生的不同病机演变。有曰肾盛怒而不止则伤志,有曰邪客于足少阴之络,令人无故善怒者,以怒发于阴而侵乎肾也。是肝胆心肾四脏皆能病怒,所谓多阴者多怒,亦曰阴出之阳则怒也。有曰精气并于肝则忧者,肝胜而侮脾也。有曰脾忧愁而不解则伤意者,脾主中气,中气受抑则生意不伸,故郁而为忧。是心肺肝脾四脏,皆能病于忧也。又若恐本属肾,而有曰恐惧则伤心者,神伤则恐也。有曰血不足则恐,有曰肝虚则恐者,以肝为将军之官,肝气不足,则怯而恐也。有曰恐则脾气乘矣,以肾虚而脾胜之也。五脏与五志之间存在的生克乘侮关系是我们临床需要注意的。五脏六腑之病邪皆能扰心,扰心则心烦,以上三病案的心烦皆为肝气不舒郁结为起始动因所致。病案三因肝气郁结化火扰心出现躯体自觉发热之症,故治法上除疏肝解郁,还要清心火,又要滋阴、舒筋通络。

病案4 姚某,男,34岁。2013年3月29日初诊。

[主诉]抑郁,心烦易怒17年。

[现病史]患者自述于17年前因受到老师批评后导致精神分裂症。现症见:注意力不集中,记忆力下降,抑郁,心烦易怒,反应迟钝,易激惹,自发病以来,经西药治疗有一定效果,母亲有精神分裂病史。纳眠可,大便干,小便调。

[既往史]既往精神分裂症17年。

[中医体征]舌红,苔黄。

[系统辨证脉象]数、涩、热、动。

[治法]镇肝息风,滋阴潜阳。

[处方]白芍30 g,天冬30 g,生麦芽15 g,龟甲(先煎)30 g,川牛

膝 15 g，炙甘草 9 g，赭石 30 g，茵陈 12 g，生龙骨 30 g，川楝子 15 g，玄参 30 g，生牡蛎 30 g，羚羊角粉（冲服）2 g，防风 20 g，紫苏梗 20 g。

［分析］此患者的精神分裂病史与其先天禀性有关，再加上外在刺激而患此疾病。患者肝火较胜，脾气暴躁，镇肝熄风汤原用于类中风，阴虚阳亢，头目眩晕，目涨耳鸣，脑部热痛，心中烦热，面色如醉，或时常噫气，或肢体渐觉不利，口角渐形歪斜；甚或眩晕颠仆，昏不知人，移时始醒；或醒后不能复原，脉弦长有力者。功用镇肝息风、滋阴潜阳。《素问·调经论》所谓"血之与气，并走于上，则为大厥，厥则暴死。气复反则生，不反则死"。患者精神病史多年再加上脉象之征，早已伤阴，又禀肝阳上亢之性，镇肝熄风汤正对患者性格属性和病史时间，再加上防风、紫苏梗理肝气。

病案 5　刘某，男，15 岁。2021 年 5 月 17 日初诊。

［主诉］烦躁 2 个月余。

［现病史］患者自述 2 个月前因学业压力出现烦躁、厌学情绪，未经系统诊疗。现症见：烦躁易怒，厌学情绪重，纳眠可，小便可，大便困难。

［中医体征］舌红胖大，苔黄。

［系统辨证脉象］刚、直、敛、热、数、滑。

［治法］化痰理气，解郁安神。

［处方］半夏厚朴汤加天麻 12 g，合欢皮 15 g，佩兰 12 g，郁金 12 g，竹茹 9 g，瓜蒌 15 g，枳实 12 g。

［分析］"烦躁焦虑状态"是一种患者心境不良，自觉心中烦闷不舒、情绪不安，事事不如意，急躁易怒，甚至出现行为举止躁动不宁、焦虑不安的一种证候。《金匮要略·五脏风寒积聚病脉证并治第十一》云："邪哭使魂魄不安，血气少也。"烦躁过度导致心脾两虚，气血虚损，心气浮躁而心神不稳。患者处于烦躁焦虑状态，结合舌脉，需化痰理气、解郁安神。以半夏厚朴汤为底方加减化裁，"咽中如有炙脔，谓咽中有痰涎，如同炙肉，咯之不出，咽之不下者，即今之梅核气病也。此病得于七情郁气，凝涎而生。故用半夏、厚朴、生姜，辛以散结，苦以降逆；茯苓佐半夏，以利饮行涎；

紫苏芳香，以宣通郁气，俾气舒涩去，病自愈矣。"（吴谦《医宗金鉴·订正仲景全书金匮要略注》）奏行气散结、降逆化痰之功。再加天麻平肝熄风，合欢皮、佩兰、郁金化湿解郁安神，竹茹、瓜蒌清热化痰，枳实行气散结。

病案 6 姜某，女，39 岁。2022 年 3 月 21 日初诊。

［主诉］烦躁易怒 2 个月余。

［现病史］患者自述 2 个月前无明显诱因出现烦躁易怒，伴嗳气、胸闷，自觉胸中如有物堵塞，需深呼吸方能缓解，睡眠时间减少，醒后再难入睡。现大便日行 1 次，质软成形，小便调，纳可。

［既往史］既往甲状腺结节病史 10 余年。2006 年行甲状腺腺瘤切除术。

［中医体征］舌红，苔白腻。

［系统辨证脉象］动、热、数，来驶去息。

［治法］清肝泻火，解郁除烦。

［处方］龙胆 6 g，黄芩 12 g，丹参 12 g，栀子 9 g，当归 21 g，生地黄12 g，柴胡 18 g，甘草 9 g，淡豆豉 9 g，泽泻 12 g，珍珠母 30 g，龙骨（先煎）30 g，夏枯草 12 g，炒川楝子 9 g。

［分析］《灵枢·平人绝谷》曰："血脉和利，精神乃居。"肝主疏泄，畅达气机，和调气血，对情志活动发挥调节作用。肝气疏泄，气机条畅，气血调和，则心情开朗，心境平和，情志活动适度。若肝气郁结或亢逆，疏泄失职或太过，则可导致情志活动的异常。前者常见情志抑郁、闷闷不乐；后者多见性情急躁、亢奋易怒等。另一方面，情志异常也可影响肝气疏泄，造成肝气郁结或亢逆。鉴于肝与情志的密切关系，临床治疗情志病证多注重调肝。肝主疏泄，调畅气机，协调脾胃升降，并泌泄胆汁，促进脾胃运化功能；脾气健运，水谷精微充足，气血生化有源，肝得以濡养而使肝气冲和条达，有利于疏泄功能的发挥。若肝失疏泄，气机郁滞，易致脾失健运，可出现精神抑郁，胸闷太息，纳呆腹胀，肠鸣泄泻等肝脾不调之证。《杂病源流犀烛》指出："治怒为难，惟平肝可以治怒，此医家治

怒之法也。"故以龙胆泻肝汤为底方加减化裁。方中龙胆清肝泻热，柴胡、黄芩和解少阳清热，栀子、淡豆豉解郁除烦，生地、丹参、当归凉血和血，珍珠母、龙骨重镇安神，夏枯草、川楝子清肝泻热，泽泻渗湿，给邪以出路，甘草调和诸药。

九、健忘

[病案] 王某，女，70 岁。2013 年 6 月 4 日初诊。

[主诉] 健忘 3 年，加重半年。

[现病史] 患者 3 年前无明显诱因出现健忘，于多家医院就诊，诊断为"痴呆"。现症见：健忘，近期记忆可，远期记忆差，计算力可，易怒，情绪不稳，纳眠可，二便调。

[中医体征] 舌暗红，苔黄。

[系统辨证脉象] 刚、直、涩、动。

[治法] 疏肝解郁，益志安神。

[处方] 半夏 9 g，厚朴 12 g，茯神 20 g，紫苏叶 15 g，当归 15 g，白芍 20 g，远志 12 g，防风 12 g，朱砂（冲服）0.5 g，佩兰 20 g，桑白皮 20 g，沙参 30 g，麦冬 30 g，木香 9 g。

[分析]《灵枢·大惑论》曰："人之善忘者，何气使然？岐伯曰：上气不足，下气有余，肠胃实而心肺虚，虚则营卫留于下，久之不以时上，故善忘也。"《素问·调经论》曰："血并于下，气并于上，乱而喜忘。"疏气上达，郁气得解。患者常年思虑过度，气机郁结，化火伤阴，重在疏理气机，解除思虑。所以用半夏厚朴汤疏解郁气上达于头，合佩兰、木香等芳香之品解气机壅滞；桑白皮发散疏达郁气；朱砂重镇之品清心泻火，解怒稳情绪；沙参、麦冬既滋阴又防火热之邪伤阴。

十、心悸

[病案] 孙某，女，51 岁。2013 年 5 月 31 日初诊。

[主诉] 心悸 3~4 个月，加重 1 个月。

［现病史］患者于3~4个月前着急后，自觉午觉前心前区部位颤动，有胀闷感，右背部也自觉胀闷感，嗝气，右手指尖麻木，2天后消失，半个月后左手指尖麻木，一直持续至今。左侧耳鸣多年，曾于当地医院行颈椎CT示颈椎间盘突出。现症见：自觉午觉前心前区部位颤动，有胀闷感，左手指尖麻木，白天自觉疲乏劳累，晚上缓解，口干，纳差，不欲饮食，入睡困难，心悸后不敢入睡，心烦，二便调。

［中医体征］舌红瘦，苔干。

［系统辨证脉象］刚、细、热、数、枯、上。

［治法］平肝息风，清热活血。

［处方］天麻（先煎）30 g，钩藤（后下）30 g，石决明30 g，栀子9 g，杜仲12 g，桑寄生15 g，川牛膝12 g，黄芩12 g，首乌藤12 g，茯神15 g，益母草20 g，半夏9 g，厚朴12 g，紫苏叶12 g，防风15 g。

［分析］天麻钩藤饮本用来治疗肝阳偏亢、肝风上扰之证。患者的脉象即前人所说的溢脉，脉位超过寸部，这说明机体上下阴阳平衡被破坏，气机升降失常，脉上为气机逆乱于上，出现头部、胸部的症状。此患者因为肝气的逆上导致胃气上逆，出现嗝气，震荡心气则心悸不宁，肝不濡筋及四肢关节则手指尖麻木，所以用天麻钩藤饮平肝降逆，活血通脉，《本草汇言》记载天麻："主头风，头痛，头晕虚旋，癫痫强痉，四肢挛急，语言不顺，一切中风，风痰。"配合半夏厚朴汤疏解郁气，辅佐肝的生理功能。

十一、呃逆

病案 张某，女，51岁。2013年5月31日初诊。

［主诉］胸闷、嗝气4个月余。

［现病史］患者自述4个月余前无明显诱因出现胸闷心慌、嗝气，烦躁易怒，生气后加重，曾服中药、西药治疗，效一般，为求系统治疗来我科。现症见：烦躁易怒，胸闷心慌，嗝气，咳黄色黏痰，纳差，眠可，二便调。

［既往史］既往有慢性萎缩性胃炎病史3个月余，高脂血症4年，甲

状腺结节 3 个月余。

［中医体征］舌瘀红，苔薄白。

［系统辨证脉象］稠、涩、动、热、上。

［治法］行气解郁，降气止嗝。

［处方］半夏 9 g，厚朴 12 g，茯神 20 g，紫苏叶 15 g，当归 15 g，白芍 30 g，远志 12 g，防风 12 g，前胡 15 g，天麻（先煎）20 g，枇杷叶 12 g，川牛膝 20 g。

［分析］此患者嗝气、胸闷皆是有长期的郁闷不解，肝气郁结，日久化火，肝火横逆犯胃，胃失和降，胃气上逆作嗝，胸中气机郁滞则胸闷，在治法上重在调理全身气机。半夏得土金之气，兼得乎天之燥气，故其味辛平苦温，火金相搏，则辛而有毒。洁古谓味辛苦，性温，气味俱薄，沉而降。好古谓其辛厚苦轻，阳中阴也；配合厚朴辛开苦降，调畅中焦升清降浊之气机，前胡降气，配合紫苏叶、防风宣散肝气，合当归、白芍养血柔肝，恢复肝的生理功能，则病气不犯他脏，胸闷、嗝气自除；天麻清泄肝火，解除烦躁；川牛膝性善下行，活血通经，气血调和，正对病机。《素问·至真要大论》云："诸逆上冲，皆属于火。"火气上炎，则为猝呃不止，用枇杷叶性凉，善下气，气下则火不上升，而胃自安，呃自止，配合前胡疗痰下气。所用药物有上有下来调畅全身气机。

十二、郁病

病案 1 张某，女，50 岁。2012 年 5 月 21 日初诊。

［主诉］入睡困难 8 年余，早醒 7 年余。

［现病史］患者于 8 年前因情志不舒后出现入睡困难，曾于当地诊所就诊，给予盐酸帕罗西汀片（乐友）治疗好转，为求进一步系统治疗来我科。现症见：悲哀喜哭，烦躁易怒，头晕，无头痛，无耳鸣，无恶心呕吐，胸闷心慌，四肢乏力，纳可，入睡困难，早醒，二便调。

［既往史］既往无高血压、糖尿病病史，心肌缺血病史 3 年。

［中医体征］舌瘀红，苔白。

［系统辨证脉象］数、涩、动、细、来驶去怠。

［治法］解思定虑，疏肝解郁。

［处方］半夏9g，厚朴12g，茯神20g，紫苏叶15g，当归15g，白芍20g，远志12g，防风12g，朱砂（冲服）0.5g，汉防己12g，羌活15g，巴戟天12g，木香12g。

［分析］该病属于中医学"郁病"，是因为情志不舒、气机阻滞所导致的情绪低落、悲哀喜哭的病证。该患者属于思虑过度加上日久烦躁焦虑而引起的，在治疗上应该解思定虑、疏肝解郁，用半夏厚朴汤加减行气解郁；朱砂清心热，镇惊安神；木香调气，其味辛，气能上升，如气郁不达者宜之；羌活气清属阳，善行气分，舒而不敛，升而能沉，雄而善散，可发表邪，故入手太阳小肠、足太阳膀胱以理游风；汉防己辛通可去滞，大苦寒能泻血中湿热，通其滞塞，亦能泻大便，补阴泻阳，此之于人；鉴于患者已50岁且结合脉诊，有阳气虚弱而思虑更易损阳，所以配合使用巴戟天，《本草汇言》云巴戟天可补助元阳则胃气滋长，诸虚自退。

病案2 石某，男，17岁。2013年4月11日初诊。

［主诉］幻听、妄想1年余。

［现病史］患者于2012年4月份无明显诱因出现幻听、妄想，后因高考不理想，情绪低落，后经中药、针灸治疗有一定效果。曾于当地医院就诊，诊断为"焦虑症"，服用帕罗西汀治疗，无明显效果，为求系统治疗来我科。现症见：烦躁易怒，无幻听、妄想，小便频数黄，大便溏。

［中医体征］舌红，苔薄白。

［系统辨证脉象］数、涩、热。

［治法］清肝泻火，解郁除烦。

［处方］防风15g，荆芥12g，朱砂（冲服）0.5g，黄连12g，生地黄20g，龙胆15g，白芍30g，牡丹皮20g，栀子12g，白头翁20g，紫苏梗15g，香附20g，苍术20g，浙贝母20g，半夏9g。

［分析］此患者因高考不理想，情绪低落，久而肝郁化火，内扰心神，出现烦躁易怒，火热循经上扰清窍，则幻听、妄想，火热下郁膀胱则小便

频数黄。所以在治法上要以清泻肝火为首要目的,此方用意借用龙胆泻肝汤和朱砂安神丸之意,用龙胆、栀子、黄连皆入肝经且苦寒之品大泄肝火,白头翁气清质清,清热解毒、凉血明目,《神农本草经疏》中评白头翁:"苦能下泄,辛能解散,寒能除热凉血,具诸功能,故悉主之。殆散热、凉血、行瘀之要药欤!"肝以血为用,火热偏盛必要扰动肝血,用生地黄、牡丹皮清热凉血,白芍重在养肝血、滋肝体,紫苏梗、荆芥、防风顺肝性、疏肝气,因火热内扰心神,用朱砂清心火、镇心神,此方在用时,考虑因肝郁、肝火作强要导致的一系列的病机变化,用半夏、浙贝母防火热灼津成痰,紫苏梗行气宽中,行气解郁,香附行气活血,苍术燥湿健脾。全方估计到了火热、痰湿、气滞、血瘀各个层面的主次病机变化。

病案 3 吴某,女,41 岁。2022 年 10 月 17 日初诊。

[主诉]持续焦虑抑郁 20 余年,10 天前加重。

[现病史]患者自述因家庭原因出现心情低落、易哭、自觉委屈、对事物失去兴趣、悲观、易恐惧等抑郁状态,伴憋闷、眠差,服米氮平片后可入睡,二便调。

[中医体征]舌淡白,苔白腻。

[系统辨证脉象]细、缓、来怠去怠。

[治法]行气散结,降逆化痰。

[处方]柴胡 18 g,麸炒枳壳 12 g,当归 20 g,白芍 20 g,白术 12 g,炙甘草 9 g,半夏 6 g,茯苓 12 g,陈皮 6 g,防风 12 g,党参 12 g,荆芥 12 g。

[分析]《医方考·郁门》说:"肝木也,有垂枝布叶之象,喜条达而恶抑郁。"患者焦虑抑郁,肝气不舒,故用柴胡疏肝散合半夏厚朴汤加减,方中柴胡苦辛而入肝胆,功擅条达肝气而疏郁结;陈皮理气行滞而和胃;枳壳行气止痛以疏肝理脾。当归与芍药相配,芍药养血柔肝,缓急止痛,与柴胡相伍,养肝之体,利肝之用;半夏辛温入肺胃,化痰散结,降逆和胃;茯苓健脾渗湿;防风、荆芥透邪外出;党参补脾肺之气;甘草调和诸药,全方共奏行气散结、降逆化痰之功。

病案 4 樊某,女,35 岁。2022 年 10 月 17 日初诊。

［主诉］焦虑状态1个月余。

［现病史］患者1个月前无明显诱因出现焦虑情绪，心烦易怒，曾就诊于当地医院，诊断为"焦虑和抑郁"，现口服阿立哌唑片、草酸艾司西酞普兰片、枸橼酸坦度螺酮胶囊，服药效可。现症见：焦虑，心烦易怒，喜叹息，思虑多，内心多疑、纠结，夜间梦中偶有恐惧感。食欲减退，眠差，小便可，大便不成形，固定早晨4~5时排便。

［中医体征］舌红少苔，边有齿痕。

［系统辨证脉象］沉、热、数、涩、动。

［治法］解郁行气，活血通络。

［处方］半夏厚朴汤加柴胡12 g，枳壳12 g，防风20 g，独活12 g，红花12 g，桃仁9 g，蝉蜕6 g，僵蚕12 g。

［分析］肝具有刚强、躁急的生理特性。肝内寄相火，主升、主动，阳气用事，故称"刚脏"。《温病条辨·湿温》云："肝为刚脏，内寄相火，非纯刚所能折。"肝体阴而用阳，即肝主藏血，以血为体，血属阴。肝主疏泄，以气为用，气属阳。肝体阴柔，其用阳刚，阴阳和调，刚柔相济。若肝的疏泄功能失常，不仅会出现焦虑、心烦易怒，还会出现食欲减退、大便不成型等症状。《血证论·脏腑病机论》云："木之性主于疏泄，食气入胃，全赖肝木之气以疏泄之，而水谷乃化；设肝之清阳不升，则不能疏泄水谷，渗泄中满之症，在所不免。"故方选半夏厚朴汤加减，加枳壳、柴胡疏肝理气，防风、独活疏风通络，红花、桃仁活血化瘀，蝉蜕疏肝，轻清透表，僵蚕祛风通络。

十三、崩漏

病案 邓某，女，42岁。2013年5月23日初诊。

［主诉］月经淋漓不尽5个月余。

［现病史］患者自9个月前因乳腺占位性病变服用中药治疗以来月经淋漓不尽。现症见：月经淋漓不尽，汗多，心烦，时有心慌，头昏沉不清，嗜睡，多寐，纳可，小便调，大便干，2~3日一行。

[既往史] 既往有流产手术病史。

[中医体征] 舌暗红，少苔。

[系统辨证脉象] 动、涩、枯。

[治法] 行气解郁，滋阴除烦。

[处方] 半夏9 g，厚朴12 g，茯神20 g，紫苏叶15 g，当归15 g，白芍20 g，远志12 g，防风12 g，佩兰20 g，木香9 g，降香12 g，沙参30 g，麦冬20 g。

[分析] 此患者的崩漏是因思想负担过重，常焦虑，思虑过甚，思则伤及脾气，脾不统血所致。所以在治法上重在解思定虑，脾气得复则统血功能得行。半夏厚朴汤出自张仲景的《金匮要略》，用于治疗因痰气郁结于咽喉所致的梅核气，功用为行气散结，降逆化痰。齐向华教授在本方的基础上根据肝脏的生理特性——"体阴而用阳"，在原方的基础上加上当归、白芍养血柔肝，肝主疏泄，主升主动，特意加上防风这一辛温而润又疏肝之品顺应肝之特性，远志养心益肝、安神、敛汗、生津，佩兰、木香、降香这些芳香之品醒脾行气和胃，其实一来协助解郁气，二来也是"治未病"的道理，肝郁易导致脾失运化。其次着重解除次要病机，患者舌暗红少苔、脉涩有阴虚之象，用沙参、麦冬滋阴清热除烦。

十四、其他

病案1 张某，男，30岁。2013年4月18日初诊。

[主诉] 后背痛伴胸闷1年。

[现病史] 患者自述于1年前因生气出现后背痛，脊柱两侧酸痛发紧，心烦，胸部发紧，咽干，有异物感，曾做心电图、CT等检查，未见明显异常。现症见：后背脊柱两侧酸痛发紧，胸闷，胸部发紧，咽部异物感，胁肋部疼痛，易心烦、发脾气，纳眠可，二便调。

[中医体征] 舌红，苔黄。

[系统辨证脉象] 动、数、刚、敛、枯。

[治法] 疏肝理气，活血安神。

［处方］半夏 9 g，厚朴 12 g，远志 15 g，紫苏叶 15 g，当归 12 g，茯神 18 g，白芍 12 g，柴胡 9 g，香附 9 g，郁金 9 g，甘草 6 g，百合 18 g，酸枣仁 18 g。

2013 年 4 月 25 日二诊：病史同前，药后效可。现症见：后背仍疼痛，心烦、胸闷减轻，咽干略减轻，纳眠可，小便频，大便可。

［中医体征］舌淡红，苔黄。

［系统辨证脉象］动、数、枯。

［治法］行气疏肝，解郁滋阴。

［处方］上方改紫苏叶 15 g，加川芎 12 g，茵陈 12 g，沙参 9 g，麦冬 9 g。

［分析］该患者为生闷气之后肝气郁结，气机不得外达，气机不通于背则后背痛，郁而化火扰动心神则心烦，胸部气机不畅则胸闷。用半夏厚朴汤加减展郁气之外达，气血得通则后背痛减，柴胡入肝疏少阳气机，少阳系足少阳胆经，胆与肝相表里，但胆相对于肝更偏于张扬，少阳为人体气机转化之枢纽，少阳气机得转则全身气机使运，而少剂量的柴胡即有疏肝解郁理气之功，香附血中之气药、郁金逐瘀活血，三者共奏调气血之功；《日华子本草》曰"百合，安心定胆，益志，养五脏"；酸枣仁益肝气，治烦心。

病案 2 程某，女，32 岁。2013 年 4 月 18 日初诊。

［主诉］咽部红肿疼痛 2 个月余。

［现病史］患者自 2012 年元旦开始出现自觉咽部异物感，吐之不出，咽之不下，近两日出现红肿疼痛，自述脾气暴躁，多愁善感，脾气无法控制，耳鸣，睡眠时间长但质量不高，多梦，时有噩梦，晨起眼睑肿胀感，胃部胀感，不易消化，胸闷心慌，无恶心呕吐，口干，纳可，大便急，稍有便溏，小便可。

［中医体征］舌淡，苔薄黄。

［系统辨证脉象］沉、动、滑、热。

［治法］利咽消肿，清肝泻火。

［处方］栀子 10 g，淡豆豉 10 g，桔梗 12 g，生甘草 5 g，牛蒡子 15 g，

僵蚕 20 g，蝉蜕 10 g，玄参 20 g，生地黄 20 g，麦冬 20 g，茯神 20 g，薄荷（后下）10 g，白术 15 g，枳壳 15 g，白蔻仁 10 g。

[分析] 此患者平时脾气暴躁，脾气无法控制，无故善怒，气走上咽，邪客足少阴之络，少阴循喉咙，寒水上凌，相火失根，甲木冲逆，是以咽痛。火热伤阴，所以用增液汤增机体阴液，淡豆豉解郁除烦；该患者此时症状重在咽痛，所用采用大量的泻火利咽之品以解患者现在之"烦"，桔梗、薄荷、蝉蜕、牛蒡子配合僵蚕、枳壳升降气机，利咽喉消肿，此处借用银翘散中的特定配伍清上焦之火热；白术、白蔻仁健脾利湿；栀子泻心火，茯神安神。方中的栀子、淡豆豉组成的豆豉栀子汤出自张仲景的《伤寒杂病论》，用来治疗热邪内扰心神，心中懊恼，虚烦不得眠，坐卧不安的病症。

病案 3 宋某，男，53 岁。2013 年 5 月 9 日初诊。

[主诉] 乏力，剑突下脐上隐痛半个月余。

[现病史] 患者于半个月前无明显诱因出现剑突下脐上隐痛，乏力，遂为求系统治疗特来我科求诊。现症见：剑突下脐上隐痛，乏力，易担心紧张，头昏沉不清，易烦躁，心率达 100 次 / 分，自觉心悸，纳差，食欲不振，眠差，二便调。

[既往史] 既往高血压病史 5 年。

[中医体征] 舌瘀红。

[系统辨证脉象] 刚、动、涩、数、直，左结代。

[治法] 滋阴疏肝，除烦安神。

[处方] 香附 20 g，苍术 20 g，白芍 30 g，当归 15 g，防风 12 g，荆芥 12 g，远志 15 g，桔梗 12 g，川芎 15 g，白术 30 g，乌药 20 g，生麻黄 6 g，甘草 6 g，枳壳 15 g，牡丹皮 20 g，沙参 30 g，麦冬 30 g。

[分析] 此患者精神易紧张，导致交感神经过于兴奋，出现腹部肠易激，出现剑突下脐上隐痛，气机不达，郁而火热伤阴，虚火扰神，旨在帮助患者解除焦虑个性，放松心态。这里说说生麻黄的作用，《日华子本草》曰生麻黄"通九窍，调血脉，开毛孔皮肤，逐风……逐五脏邪气"，其轻清

之性能去壅实，使邪从表散；而乌药辛温能暖胃，辟恶散邪，主中恶心腹痛，又性温走，泄善下走，散血凝气滞；荆芥、防风疏泄肝气，缓解患者易担心紧张的情绪；白芍、当归养肝和血；桔梗、枳壳升降人体气机；白术甘温益气健脾，以促气血生化之源；牡丹皮凉血清心；沙参、麦冬滋阴护阴以防诸不良情绪伤阴。

病案4 梅某，女，31岁。2013年6月4日初诊。

［主诉］胃脘部不适3个月。

［现病史］患者3个月前无明显诱因出现胃脘部不适，因孩子幼小而致精神紧张，易疲惫，喉中堵闷感，眠前咽中吐出白色黏痰，头晕，周身乏力，入睡困难，眠浅易醒，多梦。不欲饮食，大便不成形，色微绿，小便调。

［中医体征］舌淡，苔薄白。

［系统辨证脉象］散、动、涩。

［处方］半夏9 g，厚朴12 g，茯神20 g，紫苏叶15 g，当归15 g，白芍20 g，防风12 g，远志12 g，前胡12 g，天麻（先煎）20 g，僵蚕12 g，佩兰20 g。

［分析］此为"半夏厚朴汤"证的典型患者，半夏厚朴汤为张仲景主治梅核气之方，症见咽中如有炙脔；喜、怒、悲、思，忧、恐、惊之气结成痰涎，状如破絮，或如梅核，在咽喉之间，咯不出，咽不下，此七气所为也；或中脘痞满，气不舒快，或痰涎壅盛，上气喘急，或因痰饮中结，呕逆恶心。舌苔白润或白腻，脉弦缓或弦滑。功用为行气散结，降逆化痰。肝气郁结，横窜犯胃，肝失疏泄，肺失输布津液，聚而成痰，用半夏厚朴汤加减疏肝解郁，行气化痰；前胡解心腹结气，下气去痰实；天麻得土之辛味，兼感天之阳气以生，天麻入肝，味辛气暖，入足厥阴经，厥阴为风木之脏，治肝脏为邪气所客致病。僵蚕得土之辛味，兼感天之阳气以生，故其味辛气平无毒。《神农本草经疏》认为此药性暖，浮而升，阳也。入足厥阴经。厥阴为风木之脏，诸风湿痹，四肢拘挛，小儿风痫惊气，皆肝脏为邪气所客致病。僵蚕轻清辛散，温能通行血脉；佩兰入肺胃二经，专走气分，禀天地清芬之气，辛能散滞，香能辟秽，共奏解惊定虑之效。

病案 5 孙某，男，50 岁。2013 年 5 月 7 日初诊。

［主诉］胃部不适 7 年余。

［现病史］患者自述于 7 年前无明显诱因出现胃部不适，饭后胃胀，导致饮食不能过饱，平时心情易思虑、烦躁，胃胀发作时双下肢酸痛无力，烦躁加剧，坐立不安，入睡困难，早醒，醒后不能再睡，纳差，小便调，大便干，3~4 日一行。

［中医体征］舌淡红，苔薄白。

［系统辨证脉象］刚、直、敛、动、涩。

［治法］疏理肝气，降泄气逆。

［处方］香附 20 g，苍术 20 g，白芍 30 g，当归 15 g，降香 15 g，紫苏叶 15 g，沙参 20 g，麦冬 30 g，生地黄 20 g，生麦芽 15 g，钩藤（后下）30 g，川牛膝 20 g。

［分析］胀，《灵素节注类编》中曾说："此分六腑，证状各有不同。或由各经气逆侵内者，或因内伤食积所致者。其脏胀，或由脾虚、肝郁、肺逆使然，或腑不通畅，遏其脏气者，皆当详审其因而治之。三焦胀与肤胀相类，以其同属于气也。"胃胀气满，逆上于胸中，肝浮胆横，此患者性格易思虑而导致人体气机运行出现紊乱，脾胃呆滞运化不及，胃胀皆是因为肝气郁结，气机不展，肝郁犯胃，则胃失和降而气机结于脘内所致。同时从患者的脉象获知，由于长期的思虑性格而耗血伤阴，思最耗营气，同时思为脾之志，过度思虑损伤心脾，出现脉涩。所以在调和肝胃气机的同时也要顾护阴液。香附、苍术、降香、紫苏叶疏肝解郁；白芍、当归养肝柔血，沙参、麦冬、生地黄养阴滋阴；麦芽理气舒肝；钩藤、川牛膝通络活血，以解下肢酸痛无力之症。

病案 6 宋某，女，50 岁。2013 年 5 月 23 日初诊。

［主诉］头昏沉、头涨 2 年。

［现病史］患者于 2 年前因"脑梗死"在某医院住院治疗，出院后至今头昏、头涨、视物昏花，言语欠流利，双眼发涨，胃脘部有堵闷感，心烦，上午尤甚，不欲饮食，眠可，二便调。

［中医体征］舌淡红，苔薄白。

［系统辨证脉象］热、动、厚、涩、来驶去息。

［治法］平肝降逆，除烦安神。

［处方］天麻（先煎）30 g，钩藤（后下）30 g，石决明30 g，栀子9 g，杜仲12 g，桑寄生15 g，川牛膝12 g，黄芩12 g，首乌藤12 g，茯神15 g，益母草20 g，紫苏梗20 g，枳壳12 g，僵蚕12 g，蝉蜕9 g，茵陈15 g，白头翁20 g。

［分析］患者素体肝阳偏胜，易化火生风，中风之证也是因其素体体质和个性所致，头昏、头涨皆是因肝阳偏亢、风火上扰清窍所致。所以用药需偏重平肝、疏肝、降气。天麻钩藤饮有平肝息风，清热活血之功，常用于肝阳偏亢，肝风上扰证。患者同时因"脑梗死"之疾病造成思想负担过重，心理压力不得疏泄，郁闷不舒、气机郁滞导致脾胃升降功能失常而中焦痞塞，出现胃脘部的堵闷感。配合紫苏梗、枳壳等品，肝气得升降，则胃脘堵闷，双眼发涨等肝气郁结犯他脏腑和犯经络之症得解。用蝉蜕、僵蚕两味药实则是借用升降散（蝉蜕、僵蚕、姜黄、大黄）之意升清降浊，《本草纲目》中评论蝉蜕是"蝉为土木余气所化，饮风吸露，其气清虚"，《本草害利》中评僵蚕"气味俱薄，轻浮而升，得清化之气，故能去风化痰，散结行经"。茵陈、白头翁性寒入肝，共奏疏理肝气、清肝泻火之效。

病案7 周某，男，45岁。2013年5月7日初诊。

［主诉］易疲劳2年余。

［现病史］患者自述2年前因工作压力大出现易疲劳，精力下降，为求系统调理来我科就诊。现症见：易疲劳，易烦躁、生气，精力不如从前，口干、黑眼圈，纳一般，眠可，二便调。既往体健。

［中医体征］舌瘀红，苔白。

［系统辨证脉象］沉、滑、细、来息去息。

［治法］行气解郁，活血化瘀。

［处方］香附20 g，苍术20 g，川芎30 g，白芍30 g，当归15 g，蔓荆子12 g，防风15 g，荆芥12 g，桃仁12 g，红花12 g，郁金15 g，甘草6 g。

［分析］患者的症状为西医学的"慢性疲劳综合征"，从该患者的脉象得知，气机郁滞较重，气血积聚在内，不得宣达阳气于外，故易疲劳。此患者工作压力大，思虑较重，《素问·举痛论》说："思则气结……思则心有所存，神有所归，正气留而不行，故气结矣。"郁气内结于脏腑，气滞血瘀，所以治法上重在疏肝、调肝、行气及活血，四者合一则思虑、郁气得解，乏力自愈。该方选用越鞠丸和桃红四物汤加减疏肝解郁、活血化瘀。用荆芥、防风宣郁解郁，缓解患者紧张焦虑的情绪，配合蔓荆子、郁金清肝泻火、凉血清心。

病案8 田某，女，43岁。2013年3月26日初诊。

［主诉］乏力2年余。

［现病史］患者于2年前因甲亢服药后出现甲减，自感乏力，服用西药治疗，乏力感减轻，为求进一步系统治疗特来我科就诊。现症见：乏力，纳眠可，大便干，小便调。

［中医体征］舌红，苔干。

［系统辨证脉象］浮、细、热、涩、动、数。

［治法］解郁疏肝，泻火滋阴。

［处方］香附20g，苍术20g，沙参12g，麦冬20g，玉竹20g，桑白皮12g，白鲜皮12g，紫苏梗12g，紫苏叶15g，远志12g，柏子仁12g，防风15g，夏枯草12g，玄参30g，黄柏12g，地骨皮12g，牡丹皮15g，朱砂（冲服）0.5g，墨旱莲20g，金银花15g，知母15g。

2013年4月15日二诊：病史同前，服药后效可，病情好转。

［中医体征］舌淡红，苔白。

［系统辨证脉象］动、涩、数。

［处方］上方去朱砂，加石斛15g，生地黄20g。

2013年5月7日三诊：病史同前，服药后效可。现症见：口干舌燥，双手发热，急躁易怒，纳可，眠好，大便不成形，小便正常，月经正常。

［中医体征］舌红。

［系统辨证脉象］涩、动。

［治法］宣郁泻火，舒达气机。

［处方］上方加川芎 15 g，木香 9 g。

［分析］乏力之证当辨虚实。《类经》曰："又如虚实之治，实则泻之，虚则补之，此不易之法也。然至虚有盛候，则有假实矣；大实有羸状，则有假虚矣。总之，虚者正气虚也，为色惨形疲，为神衰气怯，或自汗不收，或二便失禁，或梦遗精滑，或呕吐隔塞，或病久攻多，或气短似喘，或劳伤过度，或暴困失志，虽外证似实而脉弱无神者，皆虚证之当补也。实者邪气实也，或外闭于经络，或内结于脏腑，或气壅而不行，或血留而凝滞，必脉病俱盛者，乃实证之当攻也。然而虚实之间，最多疑似，有不可不辨其真耳。如《素问·通评虚实论》曰：'邪气盛则实，精气夺则虚'。此虚实之大法也。"此患者由实致虚，虚实夹杂，为外虚内实之状，外所表现的乏力之征象实则是气机内结于脏腑外不达经络。从该患者的脉象获知，该患者个性内向，遇烦恼郁怒之事，不善言语，不能及时进行心理宣泄，导致情志抑郁，气机壅塞于内，气血不达于外，同时气机郁久化火，郁火结于肝，日久又伤阴，所以要先用解郁疏肝之品使郁火得出，再用行气活血之品调畅全身气血，同时要护养人体之阴液。三诊出现的"口舌干燥，双手发热，急躁易怒，大便不成形"皆是郁火得以外散之向愈体征。香附、苍术、紫苏梗、紫苏叶开郁行气；桑白皮、白鲜皮、防风皆为辛散之品，用来宣发郁火，即"火郁发之"；沙参、麦冬、玉竹养阴滋阴；远志、柏子仁化痰养血、宁心安神；黄柏、知母、玄参泻肾火、滋肾阴；夏枯草、朱砂清肝泻火；地骨皮、牡丹皮凉血清心；墨旱莲既滋补肝肾之阴又有凉血之效；配合金银花清心火解郁毒。二诊通过审脉，患者脉涩，说明体内阴液不足，又加用了生地黄、石斛这类药物，重在滋养阴液。三诊从体征获得，郁火已出现外达之象，故加上辛温气雄之川芎，畅达十二经脉之气机，配上木香宣通上、中、下三焦气机。

病案 9 朱某，女，42 岁。2013 年 5 月 31 日初诊。

［主诉］双腿不适 30 余年。

［现病史］患者自述 30 余年前无明显诱因出现双腿不适，夜间发作，

夏季加重，劳累后加重，曾服中药、西药治疗，效不显。为求系统治疗来我科。现症见：夜间双腿不适，心烦，心慌，胸闷，偶有双上肢手臂麻胀感，纳可，眠差，大便 2~3 日 1 次，小便频。

［中医体征］舌红，苔白，边有齿痕。

［系统辨证脉象］热、涩、动。

［治法］疏肝理气，活血舒筋。

［处方］吴茱萸 9 g，木瓜 20 g，香附 20 g，苍术 20 g，当归 15 g，白芍 20 g，槟榔 9 g，紫苏叶 15 g，枳壳 15 g，柏子仁 12 g，红花 9 g，甘草 6 g，浙贝母 20 g，牡丹皮 12 g，栀子 12 g。

［分析］此患者的心烦是由双腿不适所造成的，夜间双腿不适，病邪扰心，则心神不安。只要解除腿部不适的症状则邪去神安。此病为现代所称的"不宁腿综合征"。肝主筋，肝气郁结，导致气滞血瘀痰湿生，肝经气血不和则濡筋功能失效。吴茱萸温肝止痛、化郁开滞；肝主筋藏血，筋得血则柔，木瓜入肝，故益筋与血；香附辛温，调血中之气药，开郁气而调诸气，《滇南本草》："气血调而阴阳固守，忧郁开而疾病不生。"配合紫苏叶、枳壳行气散郁；苍术辛甘苦温，燥湿补土，升阳散郁；合当归、白芍调肝养肝；槟榔能宣利五脏六腑壅滞，破胸中气，利关节，通九窍；柏子仁能易血而神守，通窍而入心；红花辛温润血，活血通肝；气机郁滞，最易水气停滞，化生痰浊，浙贝母最降痰气，善开郁气；合牡丹皮、栀子为使药，凉血清心除烦；诸药合甘草则辛甘化阳、酸甘化阴，以济肝的生理功能——"体阴而用阳"。

附录 古代医家对烦躁焦虑状态的认识

历代医家著作中，很多内容对诊治烦躁焦虑状态有重要的参考价值。现节选张从正、朱震亨、张介宾、王肯堂、张璐、沈金鳌等医家若干相关文献，供读者参考。

张从正《此事难知》

火入于肺，烦也。火入于肾，躁也。烦躁俱在上者，肾子通于肺母也。发润如油，喘而不休，总言肺绝。鼻者，肺之外候，肺气通于鼻，鼻中气出粗大，是肺也。发者，血之余，肾气主之。发润如油，火迫肾水至高之分，是水将绝也。仲景以发润、喘大为肺绝，兼其肾而言之，发在高巅之上，虽属肾，肺为五脏之至高，故言肺绝兼肾也。大抵肺肾相通，肺既已绝，则肾不言而知其绝矣。或曰：烦者，心为之烦。躁者，心为之躁，何烦为肺，躁为肾耶。夫心者，君火也，与邪热相接，上下通热，金以之而燥，水以之而亏，独存者，火尔，故肺肾与心合而为烦躁焉。此烦虽肺，躁虽肾，其实心火为之也。若有宿食而烦躁者，栀子大黄汤主之。

朱震亨《丹溪治法心要》

大率血少不能润泽，理宜养阴为最。治烦躁不得眠者，六一散加牛黄服之。内伤病似真伤寒，至五七日汗后复热，入夜烦躁，唤水者，补中益气汤加附子。内伤病似伤寒，三战后，劳乏烦躁昏倦，四君子汤加当归、黄芪、知母、麦门冬、五味子。如甚者，脉细数无序，三更后吃水，直至天明，此元气虚，用竹叶汤煎此药，大剂服之。内伤似伤寒，烦躁不绝声，汗后复热，脉细数，五七日不睡，补中益气加人参一两，用竹叶同煎。甚加麦门冬、五味子、知母。火，入肺为烦，入肾为躁，俱在于上，皆心火为之。火旺则金烁水亏，惟火独在，故肺肾合而为烦躁。

朱震亨《丹溪手镜》

烦而扰，扰而烦，阳也，为热之轻者。烦躁谓先烦而渐至躁也，躁为愤躁而躁，阴也，为热之重者。躁烦谓先躁而后烦者也。有不烦而躁者，怫怫然便作躁闷，此为阴盛格阳也。虽大躁欲于泥水中卧，但饮水不得入口者是也，治宜温之。有邪气在表而烦躁者。太阳中风，脉浮紧，不汗烦躁，大青龙主之。曰当汗不汗，其人烦躁。有邪气在里而烦躁者，大便六七日绕脐痛，烦躁发作有时，此燥屎也，可下。有火劫而烦躁。太阳病，以火熏之，大热入胃。有伤寒乍解，胃气尚弱，强食过多，因而烦闷，胃脉浮洪，宜损谷。

有因虚而烦躁。阳微发汗，躁不得眠。下后复发汗，昼日烦躁不得眠，夜则安静，不渴不呕，无表证，身无大热，脉沉微，姜附汤主之。发汗若下之烦躁，病仍不去者，茯苓四逆主之。

汗吐下，脏腑俱虚，余热相协，因虚而烦，以身不疼、脉不紧不数，宜补其虚。有阴盛而烦躁。少阴吐利，手足冷，烦躁欲死，茱萸汤主之。

张介宾《景岳全书》

王太仆曰：大寒而甚，热之不热，是无火也，当治其心。大热而甚，寒之不寒，是无水也，热动复止，倏忽往来，时动时止，是无水也，当补其肾。故心盛则生热，肾盛则生寒。肾虚则寒动于中，心虚则热收于内。又热不胜寒，是无火也，寒不胜热，是无水也。夫寒之不寒，责其无水；热之不热，责其无火。热之不久，责之心虚；寒之不久，责肾之弱。治者当深味之。

立斋曰：疮疡发热烦躁，或出血过多，或脓溃大泄，或汗多亡阳，或下多亡阴，以致阴血耗散，阳无所依，浮散于肌表之间，而非火也。若发热无寐者，血虚也，用圣愈汤。兼汗不止，气虚也，急用独参汤。发热烦躁，肉瞤筋惕，血气俱虚也，用八珍汤。大渴面赤，脉洪大而虚，阴虚发热也，用当归补血汤。肢体微热，烦躁面赤，脉沉而微，阴盛发躁也，用四君加姜、附。（发热烦躁三一）

烦者，扰扰而烦，躁者，烦剧而躁，合言之，则烦躁皆热也，分言之则烦在阳分，躁在阴分，烦浅而躁深也。《难知集》曰：火入于肺，烦也。火入于肾，躁也。（烦躁四五）

王肯堂《证治准绳》

成氏曰：烦为扰乱而烦，躁为愤激而躁，合而言之，烦躁为热也。析而言之，烦阳也，躁阴也，烦为热之轻者，躁为热之甚者。陈氏曰：内热曰烦，外热曰躁。东垣烦躁发热论，黄帝《针经》五乱篇云：气乱于心，则烦心密默，俯首静伏云云。气在于心者，取少阴心主之俞。又云：咳喘烦冤者，是肾气之逆也。又云：烦冤者，取足少阴。又云：烦冤者，取足太阴。仲景分之为二，烦也，躁也。盖火入于肺则烦，入于肾则躁。俱在于肾者，以道路通于肺母也。大抵烦躁者，皆心火为病，心者君火也，火旺则金烁水亏，唯火独存，故肺肾合而为烦躁。又脾经络于心中，心经起于脾中，二经相搏，湿热生烦。夫烦者，扰扰心乱，兀兀欲吐，怔忡不安。躁者，无时而热，冷汗自出，少时则止，经云阴躁者是也。仲景以栀子色赤而味苦，入心而治烦，盐豉色黑而味咸，入肾而治躁，名栀子豉汤，乃神药也。若有宿食而烦者，栀子大黄汤主之。运气烦躁有二：一曰热助心火烦躁。经云：少阴之复，燠热内作，烦躁鼽嚏。又云：少阳之复，心热烦躁，便数憎风是也。二曰寒攻心虚烦躁。经云：岁水太过，寒气流行，邪害心火，病身热烦心躁悸，阴厥是也。先贤治烦躁俱作，有属热者，有属寒者。治独烦不躁者，多属热。唯悸而烦者，为虚寒。治独躁不烦者，多属寒。唯火邪者为热。盖烦者心中烦、胸中烦，为内热也。躁者身体手足躁扰，或裸体不欲近衣，或欲在井中，为外热也。内热者，有本之热，故多属热。外热者，多是无根之火，故属寒也。

［诊］内外俱虚，身体冷而汗出，微呕而烦扰，手足厥逆，体不得安静者死。热病七八日，其脉微细，小便不利，加暴口燥，脉代，舌焦干黑者死。

［烦躁总论（一）］

烦为烦扰之烦，躁为愤躁之躁，俗谓焦躁是也。合而言之，烦躁为热也，析而分之，烦阳也，为热之轻。躁阴也，为热之甚。先烦而渐至躁者，谓之烦躁，先躁而后复烦者，谓之躁烦。有不烦而躁者，此为阴盛格阳也（虽大躁欲于泥水中卧，但饮水不得入口者是也，《活人》用霹雳散）。又有邪气在表，而躁烦者（太阳中风，脉浮而紧，不汗出而烦躁，大青龙汤是也）。有邪气在里，而烦躁者（病人不大便六七日，绕脐痛，烦躁发作有时，此有燥屎是也）。有因火劫而烦躁者（太阳病，以火熏之不得汗，其人必躁，太阳病二三日，反躁，火熨其背，令大汗出，大热入胃，躁烦者是也）。有阳虚而烦躁者（阳微发汗，躁不得眠，与下之后复发汗，昼日烦躁不得眠，夜而安静，不呕不渴，无表证，脉沉微，身无大热者，干姜附子汤。及发汗，若下之，病仍不去，烦躁者，茯苓四逆汤是也）。有阴盛而烦躁者（少阳病，吐利，手足厥冷，烦躁欲死者，吴茱萸汤是也）。此皆证之常也，又有诸不治证，详附于后，不可不知。（烦躁）

武之望《济阴纲目》

《大全》云：妊娠苦烦闷者，以四月受少阴君火气以养精，六月受少阳相火气以养气，若母心惊胆寒，多有烦闷，名曰子烦也。《产宝》云：夫妊娠而子烦者，是肺脏虚而热乘于心（肺虚乘热于心，于理似背，当在虚字上看），则令心烦也，停痰积饮，在心胸之间，或冲于心，亦令烦也。若热而烦者，但热而已，若有痰饮而烦者，呕吐涎沫，恶闻食气，烦躁不安也。大凡妊娠之人，既停痰积饮，又寒热相搏，气郁不舒，或烦躁，或呕吐涎沫，剧则胎动不安，均谓子烦也。

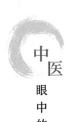

张璐《张氏医通》

经云：气乱于心则烦。盖热客于肺则烦，入于肾则躁。大抵心火旺，则水亏金烁，惟火独炽，故肺肾合而为烦躁也。烦躁俱作，有属热者，有属寒者。先哲治独烦不躁者多属热，惟悸而烦者为虚寒。治独躁不烦者多属寒，惟火旺脉实者为热。盖烦者胸中烦，为内热也。躁者身体手足躁扰，或裸体不欲近衣，或欲投井中，为无根之外热。急以附子、理中、四逆、姜附辈热药治之。若误认为热，投以凉药，则周身之火，得水则升走，顷刻喘汗，外脱而死也。凡表证不得汗，内外皆热而躁乱不宁，取汗则定，里实热郁，大便不通。无论伤寒杂证，心神不安，脉数实有力者，下之则定。火客心包，或酒客膏粱，上焦不清，令人烦躁，宜芩、连、山栀等凉药为君，稍用炮姜为使，甚则凉膈散下之。汗下后热不止而发狂烦躁，面赤咽痛者，此热乘少阴之经也，葶苈苦酒汤探吐之。

沈金鳌《杂病源流犀烛》

烦躁，心经热火病也。内热心烦曰烦。故烦者，但心中郁烦也，外热身躁。故躁者，并身处热躁也。内热属有根之火，其原本于热，凡但烦不躁，及先烦后躁者，皆易治；外热属无根之火，其原本于寒，凡但躁不烦，及先躁后烦者，皆难治。伤寒亦有烦躁症，及先躁后烦者，皆难治。伤寒亦有烦躁症，其所主属肺肾二经，与此心经主病者不同。故伤寒之烦，气也，火入于肺也。伤寒之躁，血也，火入于肾也。若诸虚烦热，又与伤寒相似但不恶寒，身头皆不痛，脉不紧数耳，切不可汗下，误攻必害。兹即心经所主烦躁而历言之：有身不热，头昏口干不寐者，是心虚烦（宜人参竹叶汤）。有烦热误汗，热益甚，致呕者（宜陈皮汤），有内热头痛，气短心闷乱者（宜竹茹汤）。有烦热，睡卧不宁者（宜远志汤）。有忧思成虚烦劳病者（宜小草汤）。有肾虚心躁烦，下部瘦弱，小便痛者（宜八味丸）。其不得一例视之也明矣。若夫伤寒烦躁，另详本条。

　　[烦躁原由]《黄帝内经》曰：夏脉者，心也，不及则令人烦心。又，肝虚肾虚脾虚，皆令人体重烦冤。

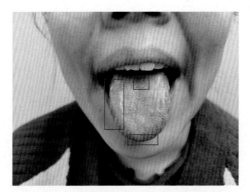

图 1 烦躁焦虑状态初期舌象

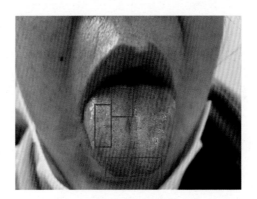

图 2 烦躁焦虑状态中期舌象

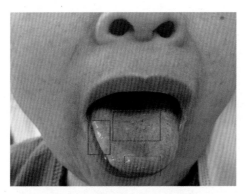

图 3 烦躁焦虑状态后期舌象